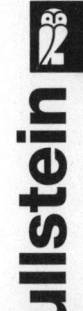

ullstein

Das Buch

Wer feige ist, bleibt feige, der Übermütige bleibt übermütig, und ein Alkoholiker bleibt immer ein Trinker. Richtig? Nein, völlig falsch, so der Tübinger Hirnforscher Niels Birbaumer. Wir kommen keineswegs mit genetisch bedingten Voraussetzungen zur Welt, die uns unabänderlich bestimmen. Nur einige wenige Anlagen sind in unserem Gehirn festgelegt, alles andere wird durch unsere Umwelt, vor allem unser Verhalten geformt. Im Gehirn gibt es keine Anlagen für gut oder böse, mutig oder feige. Das heißt, wir selbst haben einen großen Einfluss auf unser Denken und Handeln – allerdings nur, wenn wir wissen, wie wir unser Gehirn mit unserem Verhalten beeinflussen können. Professor Birbaumer erklärt anhand konkreter Fälle, wie wir lernen können, Depressionen, Ängste und Zwangsstörungen, aber auch die Folgen von Schlaganfällen und anderen schweren Erkrankungen des Gehirns in den Griff zu bekommen.

Die Autoren

NIELS BIRBAUMER, geboren 1945, studierte Psychologie und Neurophysiologie in Wien und London. Er leitet das Institut für Medizinische Psychologie und Verhaltensneurobiologie an der Universität Tübingen und wurde mit dem Gottfried-Wilhelm-Leibniz-Preis der Deutschen Forschungsgemeinschaft (DFG) sowie der Helmholtz-Medaille der Berlin-Brandenburgischen Akademie der Wissenschaften ausgezeichnet. Birbaumer bekleidet zahlreiche Gastprofessuren im Ausland und ist Mitglied der Nationalen Akademie der Wissenschaften und der Akademie der Wissenschaften, Mainz.

JÖRG ZITTLAU studierte Philosophie, Biologie und Sportmedizin. Als freier Journalist schreibt er unter anderem für die *Welt, bild der wissenschaft* und *Psychologie heute*. Er ist Autor mehrerer Bestseller und lebt mit seiner Familie in Bremen.

NIELS BIRBAUMER

MIT JÖRG ZITTLAU

DEIN GEHIRN WEISS MEHR, ALS DU DENKST

Neueste Erkenntnisse aus der Gehirnforschung

Ullstein

Besuchen Sie uns im Internet:
www.ullstein-taschenbuch.de

Meiner eingeschlossenen Patientin Waltraut Fähnrich
und ihrem Mann Joachim sowie dem Andenken von
Hans-Peter Salzmann gewidmet

Ungekürzte Ausgabe im Ullstein Taschenbuch
1. Auflage Mai 2015
8. Auflage 2016
© Ullstein Buchverlage GmbH, Berlin 2014 / Ullstein Verlag
Lektorat: Julia Kühn
© Illustrationen und Grafiken: Peter Palm, Berlin,
auf Basis von Materialien von Niels Birbaumer
Umschlaggestaltung: ZERO Werbeagentur, München, unter
Verwendung einer Vorlage von Rothfos und Gabler, Hamburg
Satz: LVD GmbH, Berlin
Gesetzt aus der Concorde und Interstate
Druck und Bindearbeiten: CPI books GmbH, Leck
Printed in Germany
ISBN 978-3-548-37594-6

Inhalt

Vorwort
Warum wir uns wandeln

»Panta rhei«. So soll es der griechische Philosoph Heraklit bereits vor knapp drei Jahrtausenden formuliert haben. Sein Credo: Alles fließt und nichts bleibt; es gibt nur ein ewiges Werden und Wandeln. Die meisten von uns nicken diesen Satz vorbehaltlos ab. Zeigt doch die tägliche Erfahrung, wie sich alles verändert, und das gilt nicht nur für die Welt, sondern auch für den Menschen selbst. Aus Kindern werden Erwachsene, aus redegewandten Professoren demente Pflegefälle und aus liberalen Demokraten ultrakonservative Dogmatiker, die angepasste Ehefrau verwandelt sich in einen wollüstigen Vamp, der liebevolle Ehemann in einen brutalen Vergewaltiger, der Studienabbrecher wird zum Dotcom-Milliardär und das Mauerblümchen zum Showstar, der schließlich als Alkoholiker endet. Was den Lebenslauf eines Menschen angeht, gibt es nichts, was es nicht gibt. Das ist manchmal faszinierend, manchmal auch erschreckend, in jedem Falle aber spannend.

Dennoch neigt der Mensch dazu, sich und seine Artgenossen in bestimmten Situationen »einzufrieren«. Er spricht von geborenen Rednern, Künstlern und Forschern, aber auch von geborenen Verlierern und Verbrechern. Er glaubt nicht daran, dass aus dem abgebrühten Psychopathen jemals wieder ein wertvolles Mitglied der Gesellschaft werden kann, und fordert, ihn für immer wegzusperren. Dem Locked-in- oder Wachkoma-Patienten, der nur noch komplett gelähmt und abhängig von lebenserhaltenden Maschinen im Bett liegt, wünscht er ein »humanes« Ende, dass man also die Maschinen abstellt und ihn endlich »von seinem Leiden erlöst«. Selbst aufmerksamkeitsgestörten, chronisch depressiven oder ängstlichen Menschen wird oft nicht mehr zugetraut, ihr Leben wieder »auf die Reihe zu kriegen«. Besser, so das auch von Medizinern und Therapeuten immer wieder zu hörende Argument, man setzt sie lebenslang unter Drogen, bevor sie sich von der Brücke stürzen oder sogar noch andere Menschen in den Strudel ihres dunklen Schicksals hineinziehen.

»Panta rhei« – das ist Philosophie. Es klingt zwar logisch und vernünftig, aber der Homo sapiens neigt doch recht häufig dazu, gerade das Gegenteil anzunehmen, und diese Neigung ist ausgerechnet dann besonders stark, wenn es um Psyche und Verhalten geht. Gerade in ihrem Kontext herrscht die fatalistische Annahme, dass manche Menschen sich einfach nicht ändern können, weshalb es für sie nur eine Lösung gibt: Man muss irgendwie verhindern, dass sie zur Last werden oder sogar sich selbst oder anderen Schaden zufügen. Indem man sie kontrolliert, penibel isoliert oder sogar wegsperrt. Hauptsache, es ist Ruhe.

Friedrich Nietzsche sagte, dass Menschen mit ihrem begrifflichen Instrumentarium immer wieder daran scheitern müssten, das Werden auszudrücken. Weil man mit Worten, so sein Argument, zwar halbwegs erfassen könnte, was *ist*, aber eben nicht, was *wird*. Möglich, dass diese Unzulänglichkeit erklärt, warum immer wieder von unabänderlichen Wesenszügen und Charaktereigenschaften im Menschen gesprochen wird. Betrachtet man freilich die Bereiche, in denen dies überwiegend geschieht, könnte man genauso zu dem Schluss kommen, dass dahinter oft auch Ängste und Bequemlichkeiten stecken. Denn es ist letzten Endes einfacher, einen Psychopathen für immer wegzusperren, als ihn wieder in die Gesellschaft zu integrieren und dabei möglicherweise sogar seinen Rückfall zu riskieren. Und wenn ein Locked-in-Patient »abgeschaltet« wird, erspart dies seinen Angehörigen und Freunden ebenfalls viele Mühen und Frustrationen. Die Frau eines unserer Locked-in-Patienten musste erkennen, dass ihr röchelnd im Bett liegender und an die Decke starrender Gatte nichts mehr mit dem witzigen und energischen Mann von früher gemein hatte. Obwohl er bei uns gelernt hatte, per Brain-Machine-Interface (BMI bzw. Gehirn-Maschine-Schnittstelle, siehe Kapitel 2 bis 5) wieder mit seiner Umwelt zu kommunizieren. war das nicht die Normalität, die sie von ihm erwartet hatte. Sie sagte, dass sie unseren Versuchen, mit ihm in Kontakt zu treten, niemals zugestimmt hätte, wenn ihr dies vorher klar gewesen wäre. Sie plagte sich mit dem Gedanken, ob man die lebenserhaltenden Maßnahmen jetzt noch einstellen könnte. Nicht weil sie ihren Mann, sondern weil sie sich selbst erlösen wollte.

Man kann darüber spekulieren, warum wir dazu neigen, je nach Bedarf eine Unveränderlichkeit von Gehirn und Verhalten zu unterstellen. Worum es mir aber geht: zu zeigen, wie *falsch* all diese Vorstellungen sind. Denn Thema dieses Buches ist die *Neuroplastizität,* die schier unbegrenzte Formbarkeit des Gehirns, also seine Veränderbarkeit und Beeinflussbarkeit, und zwar in jede erdenkliche Richtung. Dieses Buch erklärt, warum weder Locked-in-Patienten noch Depressive, Süchtige oder Angstgestörte, weder hyperaktive Zappelphilipps noch brutale Psychopathen auf ewig in ihrem Zustand eingefroren sind und sich jeglicher Einflussnahme entziehen. Es beschreibt, wie wir uns innerhalb kürzester Zeit in einen mitfühlenden »Charakter« verwandeln können, es zeigt aber auch, dass und wie wir genauso schnell vom liebevollen Familienvater zum unvorstellbar grausamen Massenmörder und von diesem wieder zum biederen Bürger werden können. Auswüchse wie der Nationalsozialismus, aber auch seine anschließenden Bagatellisierungen werden immer wieder gerne als »Ausnahmen« der Weltgeschichte zurechtinterpretiert, dabei sind sie nichts anderes als »ganz normale« Produkte der enormen Plastizität unseres Gehirns. Der Mensch wurde mit fast unbegrenzter Lernbereitschaft beschenkt, aber auch geschlagen, sie ist Segen und Verhängnis zugleich.

Ob der Einblick in die mit dem Lernen verbundenen Hirnvorgänge diese tatsächlich besser kontrollierbar macht, wissen wir nicht. Aber ohne diese Hoffnung wäre das vorliegende Buch nicht geschrieben worden. Und ohne diese Hoffnung wären viele der hier geschilderten Versuche nie durchgeführt worden. Die meisten Untersuchungen, von denen in diesem Buch berichtet wird, stammen aus unserer wissenschaftlichen »Werkstatt«, denn nur diese kennen wir aus eigener Anschauung, aus Miterleben und Mitlernen.

Betrachten wir den Ablauf der Geschichte, hat die Zunahme des Wissens um die Entstehung menschlichen Verhaltens seit Renaissance und Aufklärung nicht viel zur Selbstkontrolle und Humanisierung beigetragen. Trotzdem zeigten diverse Experimente, dass »Lernen am Modell«, also erfolgreiches Nachahmen des Verhaltens anderer Menschen, einen der wirksamsten Lernprozesse steuert und dass das

Lernen am Modell im Großhirn fest in dafür spezialisierten Nervenzellen – die in jüngerer Zeit unter dem eher schwammigen Begriff »Spiegelneuronen« bekannt wurden – verankert ist. Dieser Mechanismus hat nur einen Haken: Unser Hirn ahmt »hirnlos« alles nach, was Erfolg und Effekt verspricht. Deshalb müssen wir uns anstrengen, unseren Lebenskontext, unsere sozialen Lebensbedingungen demokratisch zu halten, damit das plastische Gehirn uns nicht wie so oft zu Denunziation, Mord und Totschlag verführt. Denn wenn – wie in undemokratischen, diktatorischen Strukturen üblich – diese Verhaltensweisen belohnt werden, richtet sich das Gehirn primär danach. Doch wie kann man umgekehrt Werte wie Respekt, Empathie und Toleranz etablieren? Lernpsychologische Untersuchungen konnten zeigen, dass dies umso besser gelingt, wenn wir um das Ziel und den Zweck des Verhaltens wissen, das erlernt werden soll. Damit ist kein ideologischer oder moralischer Überbau gemeint, um den sich nicht nur Demokratien, sondern auch Diktaturen bemühen. Sondern das bewusste Erinnern, welche Konsequenzen ein bestimmtes Verhalten erbrachte. Wenn wir erfahren haben, dass wir mit Mitgefühl und Respekt einen positiven Effekt erzielen – und diese Wahrscheinlichkeit besteht in einer Demokratie eher als in einer Diktatur –, werden sich diese Verhaltensweisen bei uns stabilisieren und wiederholt auftreten.

Die einzelnen Abschnitte dieses Buches, das sich den Hirnvorgängen beim Erlernen, aber auch beim Verlust von Selbstkontrolle widmet, zeigen, auf welche Personen und auf welche Situationen wir dabei besonders achten sollten. Jedes Kapitel behandelt eines der Themen und Probleme menschlichen Verhaltens, die ich im Laufe der letzten Jahrzehnte mit meinen Mitarbeitern bearbeitet habe. Wir beginnen in Kapitel 1 und 2 mit der Selbstregulation des Gehirns am Beispiel der Schizophrenie sowie den Auswirkungen der Neuroplastizität auf Verhalten, Denken und Fühlen und erörtern anschließend, was dann vom sogenannten Charakter übrigbleibt, ob wir ihn überhaupt noch als etwas anderes als eine mehr oder weniger zufällige Konstellation von Gewohnheiten betrachten können. In den folgenden Kapiteln 3 und 4 geht es darum, wie man mit völlig eingeschlossenen, gelähmten Patienten kommunizieren kann, indem man sie lernen lässt, wie sie ihr Gehirn mittels moderner bildgebender Verfahren zum Sprechen bringen – und wie sich bei dieser Interaktion immer wieder herausstellt, dass diese todgeweihten Menschen durchaus noch sehr viel Lebensqualität empfinden können. Es mündet nicht nur in einem Plädoyer gegen die immer lauter und voreiliger werdenden Forderungen nach »Abschalten« und Sterbehilfe, sondern auch in einer Warnung vor den weithin grassierenden Patientenverfügungen.

Kapitel 5 beleuchtet die Fähigkeiten des Gehirns zur Selbstreparatur, beispielsweise bei Epilepsie oder nach einem Schlaganfall. Der Schauspieler Peer Augustinski etwa war nach einem Schlaganfall halbseitig fast komplett gelähmt – heute steht er wieder auf der Bühne.

Das anschließende Kapitel 6 zeigt, dass auch Ängste weitgehend wegtrainierbar sind, und meistens reicht dazu eine Konfrontationstherapie. Man braucht also weder hochproblematische Medikamente noch teure technische Hilfsmittel – manchmal allerdings kann es sinnvoll sein, dass sich der Therapeut mit seinem Patienten zusammen im Bett festkettet oder mit ihm Hundekot im Park aufsammelt.

Was der Angstpatient zu viel hat, hat der Psychopath zu wenig – nämlich eine Aktivierung in jenen Hirnarealen, die ihn zaudern lassen. Außerdem fehlen ihm Mitleid und Empathie. Was aber nicht verhindert, dass er Karriere macht. Sicherlich finden wir viele Psychopathen in Gefängnissen, aber nicht selten auch in den Führungsetagen von Unternehmen oder politischen Parteien. Tröstlich: Kapitel 7 zeigt, dass ihr Gehirn offen ist für Veränderungen. Sogar der Psychopath kann also Empathie und ein notwendiges Maß an Angst erlernen.

Selbst die Altersdemenz, die von der Pharmaindustrie und den ihr verbundenen Therapeuten aus finanziellem Eigeninteresse gerne pauschal zur sogenannten Alzheimer-Erkrankung pathologisiert wird, kann man beeinflussen, indem die Betroffenen lernen, ihre Hirnvorgänge selbst zu kontrollieren. Die Musik kann dabei, wie in Kapitel 8 gezeigt wird, eine wertvolle Hilfe sein. Wie sie überhaupt eine überragende gestaltende Kraft auf das plastische Gehirn auszuüben vermag. Man kann einem Gehirn im bildgebenden Verfahren nicht unbedingt ansehen, welchen Beruf sein Besitzer hat. Doch ein Musikerhirn erkennt man fast immer.

Kapitel 9 behandelt dann ein anderes wichtiges Thema unserer Zeit: die Aufmerksamkeitsstörungen der Kinder (ADS). Auch ihr Problem kann man durch Hirntraining wie etwa dem Neurofeedback in den Griff bekommen, ohne dabei auf pharmakologische Ruhigsteller wie Ritalin zurückgreifen zu müssen.

Entsprechende Trainingsmethoden können auch in jedem von uns eine Inselbegabung, also eine spezialisierte Hochbegabung wecken, indem sie uns dazu bringen, unbewusst unser Unbewusstes zu kontrollieren. Das klingt zuerst einmal paradox, kann aber funktionieren – und Kapitel 10 zeigt, wie.

Die Neuroplastizität eröffnet also endlose Optionen. Aber wir müssen realistisch bleiben. Nicht alles ist heil- und machbar, dies gilt auch für das Gehirn. Und seine enorme Plastizität hat ihre Schattenseiten: dass prinzipiell nämlich alles, was unser Gehirn befriedigt, stimuliert, erfreut, belohnt, entspannt – kurz: uns eine Lust verschafft –, zu einem Objekt der Sucht werden kann, und so prinzipiell jeder von uns süchtig werden kann. Kapitel 11 beleuchtet die dahinterstehenden Hirnmechanismen; und wie aus gesundem Wollen und gesunder Lust ein gnadenloser Zwang und eine unstillbare Gier entstehen können. Umgekehrt kann das Wissen um die Hirnmechanismen der Gier – wenn man es denn will – natürlich dabei helfen, sich vom Immer-mehr-Wollen zu befreien, auch wenn es am Ende nicht ganz zum Nirwana reichen sollte, das den Schlusspunkt dieses Buchs bilden wird.

Grundlage der Kapitel bilden neurowissenschaftliche Untersuchungen, die meine Mitarbeiter und ich durchgeführt haben. Daneben kommen aber auch andere Wissenschaftler zu Wort – und nicht zuletzt Philosophen wie Ludwig Hohl, Friedrich Nietzsche und vor allem Arthur Schopenhauer. Denn in meiner langjährigen Arbeit als Hirnforscher ist mir aufgefallen, wie vieles von dem, was wir in unseren naturwissenschaftlichen Untersuchungen gefunden haben, schon Jahrhunderte zuvor von Philosophenseite »vorgedacht«, antizipiert wurde. Manchmal besteht eben das Neue einer Erkenntnis auch nur darin, dass sie einer alten Erkenntnis nachträglich eine wissenschaftliche Bestätigung und die ihr gebührende Aufmerksamkeit verschafft.

Beim Verbinden von Hirnforschung und Philosophie wie auch beim verständlichen Ausformulieren und Erklären der Forschungsarbeiten half mir der Philosoph und Wissenschaftsjournalist Jörg Zittlau. Wir beide hoffen, dass der Leser nach der Lektüre dieses Buches einen neuen Blick auf das beachtliche Organ unter seiner Schädeldecke gewonnen hat. Mein verstorbener Freund, der italienische, später ebenfalls in Tübingen arbeitende Hirnanatom Valentino Braitenberg, bezeichnete dieses Organ als »Gedankenpumpe«. Das mag zwar mechanistisch klingen, bringt aber wunderbar zum Ausdruck, dass das Gehirn einerseits nur der Transporteur von etwas ist, das jedoch andererseits niemals an die Oberfläche geraten würde, wenn es die Pumpe nicht gäbe. Oder um es in den Worten Schopenhauers zu sagen: Das Gehirn ist nicht alles, aber ohne das Gehirn ist alles nichts.

Man kann die Allegorie von der Pumpe natürlich beliebig weiterspinnen. Wir wollen uns jedoch an dieser Stelle mit einer Hoffnung begnügen: dass es uns nämlich gelingt, die Gedankenpumpe unserer Leser anzuregen – und dabei möglicherweise die eine oder andere Überraschung an die Oberfläche gespült wird.

Niels Birbaumer

1. Was ist Persönlichkeit?
Von der Jugend-Gang zur Uni ist es nur ein kleiner Sprung

Die Schere steckte, und der Kerl schaute mich zunächst nur verdutzt an. Unsere Blicke trafen sich, wir waren beide völlig überrascht – es gehört eben zum Wesen einer impulsiven Aktion, dass die Beteiligten sie nicht so recht begreifen. Der Ausführende nicht, und das Opfer erst recht nicht. Aber jetzt war es zu spät, dem Typ steckte eine Schere im Fuß. Er schrie wie am Spieß, und ich hatte ein Problem. Denn die Lehrer holten natürlich die Polizei.

Wenn wir älter werden, dann neigen wir dazu, unserer Vergangenheit einen sinnstiftenden Zusammenhang zu geben. Oder um es in den Worten Max Frischs zu sagen: »Jeder Mensch erfindet sich früher oder später eine Geschichte, die er für sein Leben hält.« Politiker berichten gerne davon, dass sie Klassensprecher waren und schon zu Schulzeiten durch ihr Vortrags- und Verhandlungstalent auffielen. Schriftsteller geben gerne zum Besten, sie hätten bereits als Zehnjährige ihre ersten Gedichte verfasst. Und Wissenschaftler rühmen sich, als Knirps einen Heuaufguss aufgesetzt und die dabei schlüpfenden Pantoffeltierchen unter dem Mikroskop beobachtet oder aber schon auf der Schaukel über Fliehkräfte nachgedacht zu haben, so ähnlich wie Isaac Newton, der angeblich das Konzept der Schwerkraft entworfen hat, als er unter einem Baum von einem Apfel getroffen wurde. Mit solchen genialen oder wenigstens ehrwürdigen Jugendbeschäftigungen kann ich leider nicht dienen. Denn ich war Mitglied einer Halbstarken-Gang.

Wir stahlen, randalierten, knackten Autos und gaben uns als die letzten harten Kerle Wiens. Nichts Besonderes, doch es hätte ausgereicht, um Ärger zu bekommen. Aber immerhin waren wir clever genug, uns nicht erwischen zu lassen. Wir waren also nicht nur hart, sondern auch klug. Dachten wir zumindest. Für meinen Teil stimmte das nämlich überhaupt nicht. Ich war allenfalls impulsiv, aber keinesfalls cool.

So auch an diesem Tag, an dem ich einem Mitschüler die Schere in den Fuß bohrte.

Kampf um Prestige und Presskopf

Das Opfer war Mitglied einer anderen Bande und wollte sich seinen Kumpels beweisen. Deswegen hatte es mir, einem der berüchtigtsten Kerle der Schule, das Schulfrühstück geklaut: einen Presssack. Heute hätte der Typ mir vermutlich mein Handy gestohlen, aber damals, Ende der 1950er, waren Wurstbrote das Maß der Dinge. Und ganz oben stand der Presssack, eine extrem fettreiche, aber auch extrem leckere Kochwurst, die in manchen Gegenden als Presskopf oder Schwartenmagen bezeichnet wird. Ich reagierte spontan. Ob dabei das Wurstbrot oder aber die Anwesenheit der anderen Bandenmitglieder, vor denen ich mich behaupten musste, die Rolle des Hauptmotivs spielte, ist im Nachhinein schwer zu sagen. Beides war mir wichtiger als vieles andere. Ich sah jedenfalls rot, schnappte mir die Schere aus meiner Schultasche, ging zu dem Platz des Presssackdiebes, bückte mich – und stieß zu, während er gerade herzhaft ins Brot biss. Der Kerl hatte ein Loch im Fuß, und mich schleppte die Polizei zur Wache.

Alle hielten mich jetzt für noch abgebrühter und cooler als vorher. Dabei war ich nichts von alledem. Bei unseren kriminellen Aktionen rutschte mir regelmäßig das Herz in die Hose. Aber ich konnte dagegen angehen, mich überwinden; außerdem handelte ich bisweilen so spontan, dass die Angst keine Zeit hatte, die Bremse einzulegen. Und das zeigt sich auch im weiteren Verlauf der Geschichte.

Man brachte mich also zur Wache, und dicht hinter mir ging eine Polizeibeamtin. Kurz bevor wir das Gebäude betraten, entdeckte ich einen Geldschein auf dem Boden. 100 Schilling! Ich setzte sofort meinen Fuß darauf und tat so, als würde ich mir meinen Schuh zubinden müssen. Schade nur, dass die Polizistin meine Aktion beobachtet hatte. Ihr Ausruf war vermutlich ebenso impulsiv wie meine Scherentat kurz zuvor: »Mein Gott, was für ein Psychopath!« Und dann murmelte sie noch etwas davon, dass man mich am besten auf Nimmerwiedersehen in einen Kübel schmeißen sollte. Ihre Gedanken lagen auf der Hand: Man führte diesen Typen ab, weil er gerade jemanden in den Fuß gestochen hatte, und der hatte nichts anderes im Sinn, als sich 100 Schilling zu sichern! Kurz: Auch sie hielt mich für extrem cool. Allerdings nicht im Sinne von »Vorbild«, sondern im Sinne von »Abschaum«. Dabei entsprang auch der Fuß auf dem Geldschein nicht etwa einem abgezockten Beschluss, sondern einem spontanen Impuls. So wie ein Hund erst einmal seine Kiefer um das gefundene Wurststück schließt, hatte ich meinen Fuß auf die 100 Schilling gesetzt und danach eine

Vertuschungsaktion gestartet. Das war in unserer Bande alltägliche Routine, das konnten wir richtig gut, darauf hatten wir uns gegenseitig konditioniert: Schnell und präzise zum eigenen Vorteil agieren, und dann tarnen, verschleiern und unbeteiligt tun, damit es niemand merkt. Und ein Gehirn pflegt die Handlungen, die es gut beherrscht, immer wieder abzurufen, ohne dass dabei das Bewusstsein zugeschaltet wird und die Folgen des Handelns berücksichtigt werden. Hauptsache, der gewünschte Effekt ist da.

Aus der Tatsache, dass gut gelernte Verhaltensweisen immer wieder abgerufen werden, kann man schließen und dies durch Zahlen untermauern, dass aus gewalttätigen Jugendlichen zwar nicht immer und automatisch, aber doch häufiger gewalttätige Erwachsene werden. Warum passierte dies in meinem Fall jedoch nicht? Warum habe ich in dem guten halben Jahrhundert seit dem Scherenstich keinerlei physische Gewalt mehr angewendet, nicht einmal in Form einer impulsiven Ohrfeige? Dafür gibt es mehrere Gründe, aber der entscheidende Faktor war: völliger Umgebungswechsel, sowohl den Ort als auch das soziale Umfeld betreffend. Neue und bessere Schule, neue Kameraden und auch endlich Mädchen, andere Verhaltens-Effekt-Regeln und Vorbilder. Lernen und Abruf aus dem Gedächtnis sind kontextabhängig, wir werden später noch öfter darauf zu sprechen kommen, beispielsweise bei der Sucht.

Man warf mich also glücklicherweise nicht in den Kübel, mein Vater erlöste mich bereits wenige Stunden später aus dem Polizeigewahrsam. Allerdings hatte er jetzt von den Aktionen seines 15-jährigen Sohnes genug. Er drohte mir mit einer Polstererlehre und ließ mich schon mal in eine entsprechende Werkstatt hineinschnuppern. Dort ging mir ziemlich schnell auf, dass Schule doch die bessere Alternative war. Negative Reize können eben, auch wenn man es in der Pädagogik nicht so gerne sieht, sehr wohl ihre Wirkung haben. Mein Vater und ich einigten uns: Ich durfte die Schule wechseln, doch dafür sollte ich mich endlich anständig benehmen. Der Deal klappte. In dem neuen Umfeld – einer liberalen Schule, die im Unterschied zu der streng katholischen Aufzuchtstation davor meine Gangsterattitüden nicht durch Beachtung und Strafe positiv verstärkte – konnte ich mich von meiner Bande lösen und das Abitur bestehen.

Danach ging es auf die Uni in Wien, wo ich allerdings das mit der bürgerlichen Anpassung nicht mehr so richtig hinbekam und mich an der dort aufkommenden fröhlichen Anarchie beteiligte. Zusammen mit anderen jungen Wissenschaftlern protestierte ich gegen die völlig überholten Lehrpläne und die Dominanz der Nazi-Köpfe, die an der Wiener Hochschule immer noch ihr Unwesen trieben. Wir sabotierten die Vorlesungen der etablierten Professoren und veranstalteten unsere eigenen. Das war zeitweise schon ziemlich wild, und ob es wirklich nur politisch gemeint war, ist keineswegs sicher. Denn es hatte auch, wie ehemals in der Jugendbande, viel damit zu tun, dass wir Aufrührer uns gegenseitig imponieren wollten. Und den attraktiven Studentinnen gefallen wollten wir natürlich auch. Es war wieder dasselbe: Unsere Gehirne wollten Effekte wie soziale Anerkennung und Zuwendung von Gleichgesinnten, und ich hatte bei all unseren Aktionen zwar wie früher eine große Klappe, aber eigentlich die Hosen voll. Keine Spur vom Psychopathen, aber dafür viel Angst, die mit großem Aufwand kompensiert und versteckt wurde. Und viel Impulsivität, die mir reichlich Ärger einbrachte.

Die Wiener Universität warf mich raus, und man ließ die

Drähte zu anderen Hochschulen glühen, so dass ich zunächst nirgendwo im deutschsprachigen Raum einen Job bekam. Ich ging nach England und konnte erst später, nachdem Gras über die Wiener Tage gewachsen war, an eine deutsche Universität wechseln.

Erinnern oder Fabulieren?

Man hat mich oft gefragt, und ich habe dies auch selbst mitunter getan, ob die Erlebnisse meiner Kindheit und Jugend wesentlich dazu beitrugen, dass ich mich später als Wissenschaftler mit Ängsten, Psychopathen und Selbstkontrollmechanismen des Gehirns beschäftigt habe. Es wurde sogar schon die Theorie geäußert, dass die eigentümlichen Umstände meiner Geburt zu meiner späteren Unabhängigkeit (wenn man es positiv sieht) oder Unberechenbarkeit (wenn man es negativ sieht) als Forscher beigetragen hätten. Denn ich wurde 1945 auf einem notgelandeten Flug von Tschechien nach Österreich geboren und dann gleich viermal getauft, weil mein Vater – auf der Suche nach Versorgung für seinen neugeborenen Sohn und eine an Kindbettfieber leidende Mutter – diverse Kirchen aufsuchen und dort um Hilfe bitten musste. Ich halte solche Zusammenhänge lediglich für spekulative Konstrukte, die der Mensch gerne erzählt und auch gerne von anderen hört, weil sie seinem Leben den Anstrich geben, als wäre es aus einem Guss, als würde es einer inneren Logik folgen. Zu dieser Darstellungsstrategie neigen vor allem jene, die glauben, der Erfolg in ihrem Leben sei vorherbestimmt gewesen, nach dem Motto: »Ich war schon immer für Großes geschaffen.«

Tatsache ist jedoch, dass wir uns nur lückenhaft an das erinnern, was sich in unserer Kindheit abgespielt hat. Dies hat in erster Linie mit »state-dependent learning« zu tun, womit gemeint ist, dass unser Erinnern am besten funktioniert, wenn das Abrufen der Gedächtnisinhalte unter gleichen oder zumindest weitgehend ähnlichen Bedingungen abläuft, wie sie bei ihrem Einprägen vorherrschten. Deswegen scheitern viele aussichtsreiche Examenskandidaten in der Prüfung, weil sie in dieser stressigen Belastungssituation nicht abrufen können, was sie sich zu Hause in ihrer entspannten Studentenbude eingepaukt haben. Deswegen scheitern die meisten Psychotherapien an der Behandlung schwerer Ängste und Depressionen, weil man im beschaulichen Gespräch nicht bewältigen kann, was der Patient als Trauma von einem schweren Unfall oder einer Misshandlung behalten hat. Und deswegen täuschen wir uns oft bei dem, was wir von unserer Kindheit und Jugend erzählen. Denn unser Leben damals war ein ganz anderes als heute. Nicht nur, dass wir kleiner, unerfahrener und abhängig von den Eltern waren und unser Leben noch vor uns lag, wir waren auch physiologisch nicht dieselben. Als Zehnjährige etwa wurden wir noch nicht von unseren Sexualhormonen aufgewühlt, in der Pubertät dafür umso mehr, und später als 60-Jährige wieder deutlich weniger. Was nicht bedeuten soll, dass unsere Psyche in erster Linie von Sexualhormonen abhängig ist. Aber zweifellos spielen sie eine große Rolle bei der Gestaltung unserer aktuellen Lebenssituation, und das heißt wiederum gemäß des state-dependent learning, dass wir uns allein schon deshalb nur schwer bewusst an das erinnern können, was uns als Sechs- oder Zehnjährigen widerfahren ist, weil wir in dieser Zeit hormonell ganz anders »tickten« als heute.

Das Gros der ersten zuverlässigen Erinnerungen stammt aus unserer Pubertät, und das, was wir vorher erlebten, wird von uns später zusammenfabuliert, oder aber wir lassen es uns von Zeitzeugen wie etwa unseren Eltern erzählen. Ob deren Aussagen freilich stimmen oder nicht auch dem Fabulieren zuzurechnen sind, ist zweifelhaft, denn auch Eltern stricken sich ihre Geschichte. Was freilich nicht nur an den Situationen, sondern auch an den Interessen liegen kann. Meine evangelische Mutter etwa leugnete meine vier Taufen, während mein atheistischer Vater auf deren Existenz pochte. Es gelang mir erst viele Jahre später, sie anhand der Kirchenregister zu verifizieren.

Situation statt Persönlichkeit

Das nachträgliche Kohärent-Machen der eigenen Lebensgeschichte hat auch viel damit zu tun, dass wir davon überzeugt sind, eine Persönlichkeit zu haben, einen unveränderlichen Charakter. Einige Menschen gehen sogar davon aus, dass es einen »höheren Sinn« in ihrem Leben gibt. Beweise gibt es weder für das eine noch für das andere. Dem amerikanischen Psychologen Stanley Milgram gelang es, 65 Prozent seiner willkürlich ausgewählten Probanden – einer repräsentativen, gesunden, nicht-gewalttätigen Stichprobe – dazu zu bringen, dass sie einem wildfremden Menschen vermeintliche Stromschläge bis zur tödlichen Dosis verpassten, und darunter waren auch Personen, denen man es nicht im mindesten zugetraut hätte. Die Macht der Situation und die litaneihaften Aufforderungen des Versuchsleiters bestimmten, was sie taten, und nicht die Macht ihrer Persönlichkeit.

Die Untersuchungen wurden in vielen Ländern wiederholt, stets mit dem gleichen Resultat: Völlig gesunde und geistig sowie emotional unauffällige Menschen folgten der Autorität bis zum Töten. Und es ließen sich bei ihnen keine Persönlichkeitsmerkmale finden, die eine Vorhersage ihres bedingungslosen Gehorsams erlaubt hätten – genauso wie man auch bei den anderen 35 Prozent der Probanden, die Widerstand geleistet und das Experiment abgebrochen hatten, keine Persönlichkeitsmerkmale fand, die eine Prognose ihrer Verweigerung gestattet hätten.

Wir haben kein »Wesen« und auch keinen unveränderlichen Charakter, der uns durch das Leben führt. Es ist vielmehr so, dass wir in bestimmter Weise funktionieren und uns dabei beobachten können. Unser Gehirn prüft permanent, ob unsere Aktionen den gewünschten Effekt haben, ob sie uns einen Gewinn bringen (Anerkennung, Erfolg, Reichtum, Prestige, Liebe), und wenn dem so ist, werden sie wiederholt; und wenn nicht, dann werden sie beizeiten abgestellt. Das hat in der Natur zum Überleben beigetragen. Aber ein »tieferer« Sinn steckt nicht dahinter. Wer aus seinem Funktionieren in bestimmten Situationen den Schluss zieht, dass eben diese Handlungsweise zu seinem persönlichen Wesen gehört, der irrt. Stattdessen spielen äußere Umstände und Zufälle in unserem Leben eine viel größere Rolle, als wir glauben wollen. Das fängt an bei den materiellen Verhältnissen – als Kind einer mittellosen Arbeiterfamilie hätte ich eigentlich niemals studieren können – und hört bei den Menschen, die man in seinem Leben trifft auf – ich wäre wohl nie Hirnforscher geworden, wenn mich seinerzeit als Student nicht insbesondere der Psychologe Hubert Rohracher darauf aufmerksam gemacht hätte, wie abhängig unser Verhalten von unserem Gehirn ist, wodurch er mein Interesse an den Vorgängen unter unserer Schädeldecke geweckt hat.

Es ist müßig, darüber zu spekulieren, ob so etwas wie eine »Forscherpersönlichkeit« in mir steckt, die den Dingen immer schon auf den Grund gehen wollte. Als ich seinerzeit dem Mitschüler die Schere in den Fuß bohrte, steckte wohl ziemlich wenig Alexander von Humboldt in mir. Und als die Polizistin mich als Psychopathen titulierte, hielt ich das bloß für eine Beschimpfung unter vielen, mein wissenschaftliches Interesse daran erwachte erst viel später. Der Mensch »hangelt« sich von einer Situation zur nächsten, und sein Gehirn ergreift in jeder von ihnen jene Handlungsoption, von der es sich einen gewünschten Effekt verspricht oder welche in der Vergangenheit gewünschte Effekte erbrachte. Früher interessierte mich die Psychopathie nicht im Geringsten, und heute steche ich niemandem mehr in den Fuß. Was nicht heißen soll, dass es an einer Universität moralisch integrer zugeht als in einer Jugendbande. Aber es würde mir nichts als Scherereien bringen, ja, es gäbe einen Skandal und keiner würde bewundernd zu mir aufblicken, wenn ich einem meiner Kollegen in den Fuß stechen würde. Mein Gehirn erwartet davon keinen gewünschten, keinen positiven Effekt mehr, es ist jetzt auf andere, weniger brachiale Konfliktbewältigungen trainiert. Das liegt nicht etwa daran, dass ich mich zu einem durch und durch moralischen Charakter entwickelt hätte. Sondern daran, dass dieselben Handlungen, die früher einen gewünschten Effekt brachten, heute das Gegenteil bewirken; und im Gegenzug jene Handlungen, die heute hilfreich wirken, mir früher noch nicht bekannt waren, so dass ich sie damals gar nicht ausübte und also auch keinen Effekt damit erzielen konnte.

Das Gehirn ist gleichgültig

Und damit sind wir bei zwei wesentlichen Grundthesen dieses Buches:

1. Das Gehirn will Effekte, die als emotional positiv bewertet wurden. Und es ist prinzipiell gleichgültig, worin diese bestehen. Es gibt Menschen, die lieben es, andere zu quälen; und es gibt Menschen, die lieben es, gequält zu werden. Es gibt Menschen, die immer und überall aktiv sein müssen; und wieder andere, die lieber nichts tun und sich überall raushalten. Auch Passivität kann positive Wirkungen erzielen, und wenn es nur die Beruhigung für den Passiven ist, dass er nichts falsch gemacht hat. Hirnregionen im Orbitofrontalkortex und im limbischen System bewerten die ablaufenden Ereignisse und Situationen im Hinblick auf den belohnenden und bestrafenden Effekt, den sie in der Vergangenheit hatten oder der aktuell erwartet wird. Diese Erwartungen steuern unsere Annäherung oder Vermeidung: Glückt die Annäherung bzw. Vermeidung wie erwartet, wird das jeweilige Verhalten eingeprägt und stabilisiert. Auf hirnphysiologischer Ebene sind daran Neurohormone und Transmitter beteiligt, die auch bei der Sucht eine zentrale Rolle spielen (siehe Kapitel 11).

2. Das Gehirn ist offen für alles, sofern es nur einen erwünschten Effekt bringt. Denn für das Überleben nützt eine unveränderliche Persönlichkeit wenig, vielmehr muss man flexibel auf sich verändernde Situationen reagieren können. Charles Darwin sprach vom »Survival of the Fittest«, und er meinte damit nicht den Stärksten, sondern denjenigen, der sich am besten anzupassen vermag. Kakerlaken – es gibt sie schon seit 200 Millionen Jahren! – schaffen dies dank der

extremen Widerstandsfähigkeit ihres Körpers, sie überstehen sogar Atombomben und das Abtrennen ihres Gehirns. Für die Menschen hat die Evolution einen anderen Weg beschritten, um ihnen das Überleben zu sichern: nämlich die herausragende Plastizität ihres Gehirns. Es kann sich immer neuen Anforderungen anpassen und sich umorientieren, sich neuen Werten und Inhalten öffnen und sie für sich übernehmen. Wir machen Menschen oft Vorhaltungen, wenn sie ihre Meinung wechseln, ihre Vorlieben ändern, sich neue Feinde, Freunde und Sexualpartner suchen, denn dadurch werden sie unberechenbar. Man denke nur daran, wie im Anschluss an die Wiedervereinigung über die Wendehälse geschimpft wurde. Moralisch mag diese Schelte verständlich sein, weil es in ethischen Maximen in der Regel um den sozialen Werterhalt geht, psychologisch ist sie jedoch völlig unbegründet. Denn das Gehirn kann prinzipiell alles zur Richtschnur seines Denkens und Agierens bestimmen. Die Macht über andere Menschen genauso wie den Untergang der Spezies, die unendliche Liebe Gottes genauso wie die Leidenschaft für einen berühmten Musiker oder Schauspieler. In jüngerer Zeit kursiert die These vom »selfish brain«, vom egoistischen Gehirn, das nur an sich denkt, ständig nach Zucker giert und dabei die Bedürfnisse aller anderen Organe ignoriert. Selbst das unterstellt ihm eine stabile Vorliebe, die es prinzipiell nicht hat. Denn es gibt Fälle, in denen das Gehirn sich selbst in den Untergang treibt, einfach weil es einen bestimmten Effekt verfolgt. Man denke nur an die Sucht, aber auch an Mut sowie Märtyrer- und Heldentum.

Für den einen oder anderen mag das, was bisher gesagt wurde, zu weit gehen. Was durchaus verständlich ist. Denn die Plastizität des Gehirns und seine prinzipielle Gleichgültigkeit beinhalten, dass der Mensch eine unkalkulierbare Variable ist. Es gibt psychisch, aber auch weltanschaulich und charakterlich nichts Stabiles mehr. Möglich, dass uns der Mensch, den wir gerade geheiratet haben, in zehn Jahren bis aufs Blut hassen wird. Möglich, dass wir dem Kollegen, den wir heute unerträglich arrogant finden, in zwei Jahren das Jawort geben. Möglich, dass unsere Kinder uns verachten, wenn sie erwachsen sind. Möglich, dass aus dem aufrechten Sozialisten plötzlich ein strammer Nazi wird und sich der geldgeile Schönheitschirurg in einen aufopferungsvollen Arzt verwandelt. Saulus kann zum Paulus werden und umgekehrt. Mit solchen Veränderungen konfrontiert zu werden ist oft alles andere als angenehm und kann uns in dem einen oder anderen Fall sogar den Boden unter den Füßen wegziehen.

Aber die in alle Richtungen offene Plastizität des Gehirns beinhaltet andererseits, dass psychische Krankheiten wie Ängste und Depressionen, kognitive Probleme wie Aufmerksamkeitsstörungen (ADS) und Hyperaktivität oder degenerative Erkrankungen wie Parkinson und Demenz beeinflussbar sind – vor allem auch durch den Betroffenen *selbst*. Auch Epilepsie- und Schlaganfallpatienten können sich durch entsprechende Trainingsmethoden wieder für den Alltag präparieren, und selbst völlig gelähmte Locked-in-Patienten können wieder mit anderen Menschen kommunizieren und zu einem Zustand des Glücks finden, wenn sie ihr Gehirn entsprechend trainieren (siehe Abbildung S. 31). Die enorme Plastizität des Gehirns bedeutet eben auch, dass man Krankheiten und Unglück nicht fatalistisch hinnehmen muss, sondern lernen kann, sie fast vollständig zu bewältigen.

Es gab Zeiten, in den 1970ern, da glaubten nicht wenige Psychologen und Hirnforscher, darunter auch ich, dass wir *alles* an- und wegkonditionieren könnten. Schizophrenie? Kein Problem, wenn man dem Gehirn zeigt, wie es seine Wahrnehmungsschleusen justiert, um nicht unter einem Wust von Signalen verschüttet zu werden (siehe Abbildung S. 32). Krebs? Kein Problem, wir bringen dem Gehirn bei, wie es die Durchblutung zum Tumor unterbrechen kann. Selbst Infekte glaubten einige von uns besiegen zu können, indem sie per Hirntraining das Immunsystem ihrer Patienten mobilisierten. Keine Pillen mehr, keine Strahlen und auch keine Psychoanalytiker, sondern nur noch Patienten, die per Neurofeedback oder anderen Verfahren lernen, ihr Gehirn umzuorientieren. Eine Revolution der Medizin und Psychotherapie schien angebrochen zu sein.

Mittlerweile ist diese Euphorie, wie sie oft bei neuen Richtungen in den Wissenschaften auftaucht, wieder verflogen. Wir fokussieren uns jetzt auf das, was machbar ist. Und dabei versuchen wir, nicht übers Ziel hinauszuschießen. Das gelang uns nicht immer. Als wir beispielsweise entdeckten, dass wir Angstpatienten helfen konnten, indem wir sie bestimmte Hirnareale hoch- oder runterregulieren ließen, wagten wir uns dabei anfangs so weit vor, dass sich einige unserer Patienten zum Gegenteil hin entwickelten: Sie kannten keine Furcht mehr, und das leider auch in Situationen, in denen sie dadurch sich und andere gefährdeten. Zwar hielten solche Effekte meistens nicht lange, aber wir mussten doch behutsamer an das Problem herangehen. Denn auch das Gehirn eines Forschers sollte so plastisch sein, dass er sich rechtzeitig von seinen Omnipotenzansprüchen verabschieden kann.

Selbstkontrolle des Hirnstoffwechsels
(Die Magnetresonanz-Gehirn-Computer-Schnittstelle,
kurz BMI für Brain-Machine-Interface)

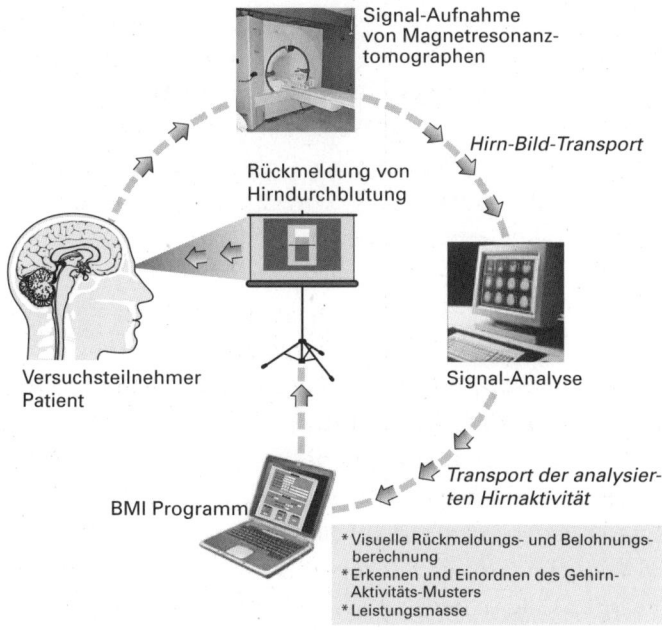

Signal-Aufnahme
von Magnetresonanz-
tomographen

Hirn-Bild-Transport

Rückmeldung von
Hirndurchblutung

Versuchsteilnehmer
Patient

Signal-Analyse

*Transport der analysier-
ten Hirnaktivität*

BMI Programm

* Visuelle Rückmeldungs- und Belohnungs-
  berechnung
* Erkennen und Einordnen des Gehirn-
  Aktivitäts-Musters
* Leistungsmasse

Aufbau eines Neurofeedbacksystems zur Selbstkontrolle der Hirndurchblutung

Die Person (links) liegt in einem Magnetresonanzscanner (MRT, oben Mitte), der den Blut-fluss in einem bestimmten Hirnareal oder gleichzeitig in mehreren Hirnarealen der Person misst. Die Person beobachtet dabei ihre eigene Hirndurchblutung – gemessen mit funktio-neller Magnetresonanztomographie (fMRT) – auf einem Bildschirm (Mitte) in Form eines roten oder blauen »Thermometers«. Wenn die Person die Durchblutung in den ausgewähl-ten Hirnarealen erhöht, färbt sich das Thermometer rot, wenn sie die Durchblutung redu-ziert, geht die Farbe immer mehr in Blau über. Die Computer (rechts und unten) analysieren die Hirnaktivität laufend, so dass die Person jederzeit weiß, ob sie das Lernkriterium er-reicht hat.

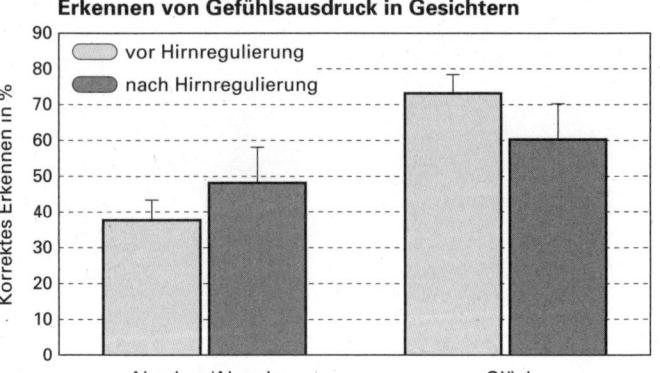

Erkennungsleistung von negativem und positivem Gesichtsausdruck bei Schizophrenen vor und nach fMRT-Neurofeedback-Training

Die Abbildung dokumentiert das Ergebnis eines scheinbar völlig harmlosen Hirntrainings im Falle der Schizophrenie, das zu unerwünschten Nebenwirkungen führte.

Chronisch Schizophrene haben große Schwierigkeiten, emotional kritische, negative Äußerungen im Gesichtsausdruck anderer Menschen zu erkennen. Also trainierten meine Mitarbeiter, der chilenische Psychiater Sergio Ruiz und der indische Ingenieur Ranganatha Sitaram, mit solchen Patienten, die Durchblutung einer bestimmten Hirnregion zu verbessern, nämlich der anterioren Insula (»vordere Insel«). Denn dieses Areal brauchen wir, um mimische Negativäußerungen anderer Menschen zu erkennen.

Im Kernspintomographen beobachteten die Patienten ein farbiges Thermometer, das nach oben rot anschlug, wenn die Durchblutung in ihrer Inselregion zunahm (siehe Abbildung S. 31). Nach etwa zehn Übungsstunden hatten sie gelernt, wie sie diesen Wunschzustand erreichen konnten. Vor und nach dem Training prüften Ruiz und Sitaram, wie die Patienten positiv und negativ gestimmte Gesichter erkennen konnten. Wie erwartet konnten sie negative Gesichtsausdrücke nach dem Neurofeedbacktraining deutlich besser erkennen als vorher – doch sie »bezahlten« dafür mit einer deutlichen Verschlechterung, was das Erkennen positiver Mimik betraf. Vermutlich hatte der Erregungsanstieg in den emotional negativen Hirnarealen gleichzeitig eine Hemmung emotional positiver Regionen bewirkt.

Resümee

Die Entwicklung der Persönlichkeit folgt keiner inneren Logik und keinem im Vorhinein angelegten (genetischen oder göttlichen) Plan. Sie vollzieht sich vielmehr in ständiger Interaktion mit der Umwelt, was dem Zufall ein großes Einfallstor öffnet und weshalb eine Änderung der äußeren Bedingungen eine derart dramatische Wandlung von eingeübten Verhaltensweisen bewirken kann, dass sie von Dritten gerne als »eine komplette Veränderung der Persönlichkeit« interpretiert wird, obwohl sie eher ein deutlicher Hinweis darauf ist, dass es überhaupt keine Persönlichkeit gibt. Und wenn wir überzeugt sind, dass wir selbst im Milgram-Experiment niemals die vermeintlich tödlichen Stromschläge ausgeteilt und uns niemals diensteifrig unter Hitlers Nazi-Schergen eingereiht hätten, könnte dies ein großer Irrtum sein.

2. Alles möglich?
Das plastische Gehirn

Sind Taxifahrer klug? Von großen Genies wie Einstein ahnen wir, dass sie es waren. Der Physiker und Entwickler der Relativitätstheorie, die kaum jemand wirklich versteht, soll laut Schätzungen einen IQ von über 150 gehabt haben. Und auch von einem Philosophieprofessor oder einer mehrsprachigen UNO-Dolmetscherin dürfen wir geistige Spitzenqualitäten erwarten. Doch von einem Taxifahrer? Der seine Gäste von A nach B bringt und sich über kotzende Nachtfahrer auf seinem Rücksitz echauffiert? Sicher, er muss Auto fahren können, doch wer kann das nicht? Beim Erwerb seiner Lizenz muss er zwar noch über Ortskenntnisse verfügen, doch später kann er sie getrost einem Router überlassen, der ihm dann sogar noch mitteilt, wo gerade der Verkehr ins Stocken geraten ist. All das klingt nicht so, als würde es einen hohen IQ erfordern.

Die alltägliche Erfahrung zeigt, dass ein Taxifahrer so ziemlich alles sein kann. Wie etwa ein ehemaliger Uni-Professor aus Teheran, der sich ins Exil begeben musste. Oder ein brillanter Musiker, der neben Klavier und Gitarre noch Didgeridoo und Sitar beherrscht, aber für die von ihm produzierten Klänge nicht genug Publikum findet, so dass er »Droschke fahren« muss, um über die Runden zu kommen. Kaum abzuschätzen, wie viele verkannte Experten, Kreative und Genies als Taxifahrer unterwegs sind. Genauso aber gibt es den Vollproleten, der in den Fahrtpausen mit dem Gesicht unter der *Bild*-Zeitung einschläft und gegen die »Kanaken« hetzt, die ihm die Touren wegschnappen. Oder die stumpf-aggressive Schweigerin, die ihrem Gast den Eindruck vermittelt, dass er in diesem Augenblick so unerwünscht ist wie eine tote Kakerlake in der Müsli-Box. Das Heer der Taxifahrer ist eben sehr heterogen zusammengesetzt. Können wir also irgendetwas darüber sagen, ob wir es hier mit über- oder unterdurchschnittlich Klugen zu tun haben?

Nein, können wir nicht. Aber wir können etwas anderes feststellen. Dass man nämlich die Taxilizenz wie den Doktortitel nur dann bekommt, wenn sich das Gehirn in seiner besten Eigenschaft präsentiert: als Organ mit einer einzigartigen Plastizität. Frischgebackene Taxifahrer und potentielle Nobelpreisträgerinnen haben also eines gemeinsam: unter ihrer Schädeldecke geht es sehr flexibel und dynamisch zu.

Zu diesem Ergebnis kamen Eleanor Maguire und Katherine Woollett vom University College in London.[1] Die beiden Neurowissenschaftlerinnen hatten bereits in einer Studie um die Jahrtausendwende festgestellt, dass Londoner Taxifahrer über einen größeren Hippocampus (siehe Abbildungen S. 37 und 38) verfügen als viele andere Menschen. Dieser evolutionär urtümliche Bereich des Gehirns verdankt seinen Namen dem Umstand, dass er ähnlich aussieht wie ein Seepferdchen, also vorne Pferd und hinten Fisch, und so wie er diese beiden unterschiedlichen Tiere ineinander übergehen lässt, besteht eine seiner Hauptfunktionen darin, die Inhalte des Kurzzeitgedächtnisses ins Langzeitgedächtnis zu überführen. Ein vergrößerter Hippocampus könnte also ein Hinweis auf hohe Speicherquoten von Lerninhalten sein. Die Betonung liegt jedoch auf »könnte«. Denn der Hippocampus spielt auch noch bei anderen Funktionen eine Rolle, etwa bei den Emotionen (siehe Abbildung S. 37). Außerdem kann man die dicken Hirnseepferdchen der Taxifahrer auch dergestalt interpretieren, dass sie sich nicht beim Personenverkehr entwickelt haben, sondern bereits bei den Fahrern existieren, *bevor* sie sich zum Erwerb der Taxilizenz entschlossen hatten. Dann wäre also die Vergrößerung nicht die Folge, sondern die Ursache ihrer Berufswahl. Der bloße Fund überdimensionaler Hippocampi bei Taxifahrern lässt also keinen zuverlässigen Aufschluss darüber zu, ob sich ihr Gehirn aufgrund ihres Berufes in diese Richtung verändert hat.

Maguire und Woollett legten daher nach. Per Magnetresonanz scannten sie zunächst einmal die Gehirne von 79 Männern, die sich für einen vierjährigen Lehrgang zum Erwerb der Londoner Taxilizenz eingetragen hatten. 40 von ihnen fielen durch, was nicht weiter verwundern darf, denn allein im Kern der englischen Hauptstadt gibt es etwa 25 000 Straßen und einige Hundert Sehenswürdigkeiten, die sich jeder Bewerber einprägen muss. Der Hirnscan dieser gescheiterten Kandidaten offenbarte, dass ihr Hippocampus noch genauso groß war wie vor dem Lehrgang.

Doch immerhin 39 Kandidaten schafften die Prüfung – und sie hatten im wahrsten Sinne das Seepferdchen-Abzeichen erworben. Denn ihre Hippocampi waren nicht nur größer als die einer Kontrollgruppe und der gescheiterten Taxi-Kandidaten, sondern auch größer als ihre eigenen Hippocampi vor dem Start der Ausbildung. »Vor der Studie hatten wir im Scan bei keinem der Studienteilnehmer einen Hinweis darauf gefunden, dass er den Lehrgang erfolgreich bestehen würde. Es wäre interessant gewesen, in ihren Ge-

Die wichtigsten Areale für Gefühle und Plastizität des Gehirns

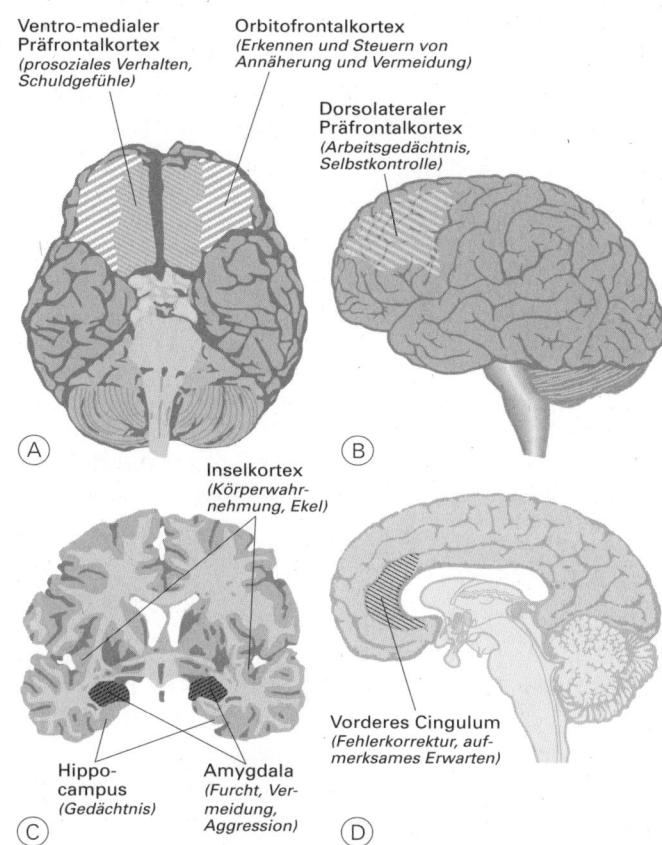

Ventro-medialer
Präfrontalkortex
*(prosoziales Verhalten,
Schuldgefühle)*

Orbitofrontalkortex
*(Erkennen und Steuern von
Annäherung und Vermeidung)*

Dorsolateraler
Präfrontalkortex
*(Arbeitsgedächtnis,
Selbstkontrolle)*

Ⓐ Ⓑ

Inselkortex
*(Körperwahr-
nehmung, Ekel)*

Hippo-
campus
(Gedächtnis)

Amygdala
*(Furcht, Ver-
meidung,
Aggression)*

Vorderes Cingulum
*(Fehlerkorrektur, auf-
merksames Erwarten)*

Ⓒ Ⓓ

hirnen etwas zu finden, aber wir fanden nichts. Jeder startete mit einer etwa gleich großen grauen Substanz im Hippocampus«, erklärt Maguire.

Doch am Ende, nach jahrelangem hartem Training, fand man Unterschiede. Dann hatten nämlich die erfolgreichen Absolventen, und nur sie, im Hippocampus deutlich zugelegt.

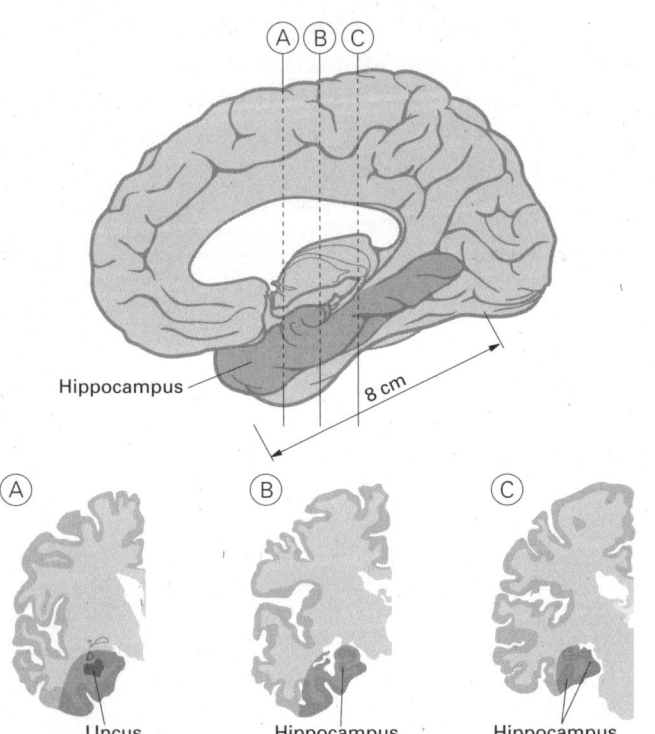

Eine wichtige Rolle bei der Plastizität des Gehirns spielt der Hippocampus
Oben sieht man drei Querschnitte A,B,C auf Höhe des Hippocampus. Der Hippocampus und die umgebenden Regionen des Temporallappens sind für die assoziative Verbindung der Gedächtnisinhalte im Kortex (Großhirnrinde) verantwortlich. Ihre Zerstörung führt zum völligen Verlust des bewussten episodischen und semantischen Gedächtnisses. Allgemeine Fakten und persönliche Erlebnisse können dann nicht mehr erinnert werden. Bei Demenz ist der Hippocampus besonders betroffen.

Außerdem erzielten sie bessere Ergebnisse in Tests zur räumlichen Orientierung und Merkfähigkeit. Was schon ziemlich klare Hinweise darauf sind, dass sich ihr Gehirn nicht einfach beliebig verändert, sondern funktionell verbessert hat.

Maguire weiß natürlich, dass ihre Studie eine wesentliche Frage offenlässt: »Natürlich überlegen wir, was in den Gehirnen der erfolgreichen Absolventen schon vor dem Lehrgang anders war als bei denen, die durchgefallen sind. Hatte ihr Hippocampus ein größeres Potential zum Wachstum, waren sie genetisch anders prädisponiert, hatten sie vielleicht einfach nur mehr Motivation?« Alles Fragen, die sie noch nicht beantworten können. Was bleibt, ist die Erkenntnis, dass unser Gehirn enorm plastisch ist, und zwar nicht nur im Kindes-, sondern auch im Erwachsenenalter. Und die im Scan sichtbaren Veränderungen sind dabei nur ein Teilaspekt dieser riesigen Flexibilität.

Reizen und umsorgen:
Was Kinderhirne wirklich wachsen lässt

Denn die Plastizität des Gehirns zeigt sich auf mehreren Ebenen. Einige davon sind mit entsprechenden bildgebenden Methoden ohne weiteres sichtbar zu machen, wie etwa die oben erwähnte Vergrößerung des Hippocampus. Grundlage solcher Prozesse ist, dass die einzelnen Hirnzellen wachsen und vor allem die sie umgebende Fettschicht zunimmt. Fett hat zwar heute kein sonderlich gutes Image mehr, in einer Epoche des Fitnesswahns gilt es eher als Passivmasse und Ballast, als dass man ihm positive Funktionen zutrauen würde. Im Falle der Hirnzellen jedoch bedeutet mehr Fett mehr elektrische Leitfähigkeit, und dies trägt natürlich in einem Organ, das auf der Grundlage elektrischer Reizübertragung funktioniert, zur Leistungssteigerung bei.

Darüber hinaus basiert die Hirnplastizität auf der Bildung

neuer Zellen sowie – und diesem Faktor kommt beim Lernen eine entscheidende Rolle zu – der Knüpfung neuer und dickerer Verbindungen *zwischen* den Neuronen. Wobei diese Verbindungen nicht nur Ausdruck von Plastizität, sondern auch von Stabilität sind. Denn sie gehen, sofern der Lernprozess belohnt wird, in der Regel nicht mehr verloren. Neurowissenschaftler diskutieren, ob etwas, das einmal erlernt wurde, in einem hirngesunden Menschen überhaupt ausradiert werden kann. Denn im Gehirn wird nichts gelöscht, sondern allenfalls überschrieben, verändert und modifiziert. Wer einmal Radfahren, Schwimmen oder Klavierspielen gelernt hat und anschließend 20 Jahre nicht mehr dazu gekommen ist, wird zumindest anfangs viel besser in diesen Aktivitäten sein als jemand, der sie neu erlernen muss. Denn die entsprechenden neuronalen Verbindungen sind noch da, sie müssen nur wieder freigelegt und aktiviert werden.

Aber die Plastizität des Gehirns zeigt sich auch innerhalb der Zellen, und das gilt sogar für ihr Erbgut. Noch vor wenigen Jahren glaubte man, dass der genetische Apparat feststeht und immer wieder dieselben Signale produziert. Doch mittlerweile weiß man, dass er durch äußere Einflüsse veränderbar ist. Voraussetzung ist allerdings, dass er bereits frühzeitig das Lernen gelernt, also die Fähigkeit zur Veränderung erworben hat. Wer in seiner Jugend in einer reizarmen Umgebung groß wird, dem fehlt später die Flexibilität, um sich ändern zu können – und das begrenzt massiv das Lernpotential. Es entwickeln sich weniger Hirnverbindungen, die Neuronen sind nur lose miteinander verknüpft, die Ernährung und das Wachstum der Hirnzellen sind reduziert, und in einigen Hirnregionen, wie etwa dem für das episodische Langzeitgedächtnis notwendigen Hippocampus, bilden sich weniger neue Zellen.

Wie stark generell der Einfluss äußerer Faktoren auf die Hirnstrukturen ist, konnte man an Ratten nachweisen, die entweder einer anregenden Umgebung (EC = »enriched environmental condition«) mit kleinen Bällen, Röhren und Leitern, aber auch Hindernissen vor ihrem Futter ausgesetzt wurden oder ihr Dasein in einer reizarmen Umgebung (IC = »impoverished environmental condition«) fristen mussten.[2] Im Ergebnis waren die Gehirne der EC-Tiere schon binnen einiger Tage fast nicht mehr wiederzuerkennen. Sie hatten mehr und größere Neuronen, die zudem noch mit größeren Zellkernen ausgerüstet waren. Die Zahl der Dendriten, also jener für die Reizaufnahme einer Nervenzelle zuständigen Fortsätze, hatte ebenfalls deutlich zugenommen. Insgesamt präsentierte sich die Großhirnrinde der EC-Tiere um zehn Prozent größer als die ihrer gelangweilten Artgenossen, und sie regenerierte auch besser, wenn es zu Läsionen gekommen war. Ihr Kortex hatte also nicht nur mehr Masse aufgebaut, sondern diese Masse hatte auch eine bessere Fähigkeit zur Selbstreparatur entwickelt. Und um es noch einmal zu betonen: All diese Veränderungen manifestierten sich binnen einiger Tage. Um etwa einen Muskel in ähnlicher Weise entwickeln zu können, müsste man mehrere Wochen oder gar Monate hart trainieren.

Änderungen im Gehirn können freilich verschwinden und von anderen Lernprozessen überlagert werden, viele von ihnen bleiben aber auch bestehen, sofern sie sich in einer kritischen Lebensphase entwickeln. Studien an Menschen belegen, wie stark und nachhaltig sich bei ihnen das Hirnwachstum durch Umweltreize anregen lässt. Seit dem

Jahr 2000 untersuchen amerikanische Forscher im Rahmen des »Bucharest Early Intervention«-Projekts in Rumänien,[3] welchen Einfluss die Umgebung auf die Entwicklung und das Hirnwachstum von Kindern hat. Dabei vergleichen sie Kinder, die seit ihrer Geburt in einem Heim leben, mit Kindern, die erst im Heim und dann in einer Pflegefamilie untergebracht waren, und diese beiden Gruppen mit Kindern, die von Geburt an in einer Familie aufgewachsen sind. Im Hirnscan fand man bei den Heimkindern deutlich weniger graue (aus Nervenzellkörpern bestehende) und weiße (aus Leitungsbahnen bzw. Nervenfasern bestehende) Hirnmasse als bei den Familienkindern. Bei den Jungen und Mädchen, die erst im Heim und dann in einer Familie waren, fand sich zwar weniger graue, doch dafür ungefähr genauso viel weiße Masse wie bei den Familienkindern. Woraus die Forscher einerseits schlossen, dass emotionale Vernachlässigung und reizarme Umgebungen ein Kinderhirn weniger wachsen lassen, wobei »reizarm« hier bedeutet, dass die Kinder wenig spielen, wenig Zuwendung erfahren und einen monotonen Tagesablauf haben. Andererseits scheinen aber diese Defizite auch bis zu einem bestimmten Grad und einem bestimmten Zeitpunkt der Entwicklung korrigierbar zu sein, denn sonst hätten ja die Kinder, die erst im Heim und dann in der Familie aufgewachsen sind, nicht genauso viel weiße Hirnmasse gehabt wie die genuinen Familienkinder.

Wobei man die Familie nicht überschätzen sollte. Schon die Rattenexperimente zeigten, dass weniger die Anzahl der sozialen Kontakte als die Herausforderungen der Umwelt das Nagerhirn wachsen ließen, den Heimkindern fehlten neben verlässlichen Bezugspersonen vor allem die Stimuli, ihnen fehlten Spiele und Anregungen, Herausforderungen,

Abwechslungen im Tagesablauf. Oder anders ausgedrückt: In einer reizarmen Umgebung trägt es nicht zur Hirnentwicklung bei, wenn man viele Gefährten um sich herum hat, die sich genauso langweilen. Japanische Forscher entdeckten kürzlich sogar, dass überfürsorgliche Eltern vermutlich das Hirnwachstum ihrer Kinder behindern. Ob dies freilich mit Langeweile und einer reizarmen Umgebung zu tun hat, erscheint fraglich, weil solche Eltern ja versuchen, ihre Kinder auf jede nur erdenkliche Art zu fördern, ihnen ständig Angebote machen. Man könnte annehmen, dass es die übergroße Angst und Sorge dieser Eltern um ihre Kinder sind und die Tatsache, dass sie ihnen keine Eigenverantwortung und Problemlösungskompetenz zugestehen, die deren Gehirnentwicklung hemmt.

Das Team unter Kosuke Narita von der Gunma University scannte die Gehirne von 50 Männern und Frauen im Alter von 20 bis 30 Jahren und befragte sie dann zu dem Verhältnis, das sie bis zum Alter von 16 Jahren zu ihren Eltern gehabt hatten.[4] Aussagen wie »Sie versuchten, alles zu kontrollieren« und »Ließen mich niemals erwachsen werden« wurden als Hinweis auf eine überprotektive Erziehung gewertet. Es zeigte sich: Wer in seiner Kindheit dermaßen »übervätert« und »übermuttert« worden war, hatte deutlich weniger graue Substanz in seinem präfrontalen Kortex (einem Bereich des Stirnhirns, der u. a. für Selbstkontrolle, emotionale Bewertungen und die Integration von Gedächtnisinhalten zuständig ist, siehe Abbildung S. 37) als jene Probanden, die als Kind auch mal allein auf dem Spielplatz toben durften. Überfürsorgliche Eltern sind also für das Hirnwachstum ihrer Kinder ähnlich kontraproduktiv wie ein leerer Käfig für das Hirnwachstum von Ratten. Und das ist noch nicht alles. Denn die japanischen Forscher verglichen den präfrontalen Kortex ihrer überbehüteten Probanden mit dem von Personen, die in ihrer Kindheit vom Vater vernachlässigt und ignoriert worden waren. Man fand: keinen Unterschied. Überfürsorgliche Eltern schwächen also die Gehirne ihrer Kinder genauso wie ein Vater, der sich gar nicht um seinen Nachwuchs kümmert.

Natürlich muss man solche Studienergebnisse mit Vorsicht genießen. Denn Menschen können lügen oder Täuschungen unterliegen, wenn sie über ihre Kindheit berichten. Außerdem könnte es sein, dass jemand schon mit einem schwächer ausgebildeten Stirnhirn auf die Welt kommt und deshalb von seinen Eltern besonders umhegt wird; es wäre also prinzipiell abermals möglich, dass die Hirnentwicklung die Ursache und nicht die Folge eines bestimmten Umfeldes ist. Nichtsdestoweniger gilt: Eine intakte Familie garantiert dem Kind noch lange kein optimales Hirnwachstum. Denn wenn Eltern ihre Kinder derart umhegen und umsorgen, dass sie sie mit ihrer Liebe quasi ersticken, weil sie ihnen keinen Raum für eine eigenständige Entwicklung lassen, dann fehlt dem Kinderhirn eine wichtige Voraussetzung für sein Wachstum. Denn was neben liebevoller Zuwendung wirklich zählt und Bewegung unter die Schädeldecke bringt, sind Situationen und Erlebnisse, in denen der Mensch soziale Anerkennung erhält und sich selbst als aktiv gestaltend erlebt, in denen er eigene Lösungen findet und Hindernisse überwindet, in denen er Zusammenhänge entdeckt, Erkenntnisse gewinnt und die Erfahrung macht, dass er seine Umwelt beeinflussen und verändern kann, auch wenn dies natürlich die Gefahr von Verletzungen und Scheitern birgt. Passivität und bloßes Konsumieren hingegen dienen generell nicht dazu, das Gehirnwachstum zu stimulieren. Und Situationen und Erlebnisse, in denen der Mensch sich als ohnmächtig erlebt und die er nicht in seinem Sinne beeinflussen kann, wie etwa Ängste, Folter oder das Fehlen des Vaters, können als starke Negativreize das Hirnwachstum sogar hemmen.

Das Hirn kann sich auch noch im Alter verändern

»Mit 75 noch Italienisch lernen? Das ist unmöglich.« »Mit 50 einen neuen Beruf ergreifen? Der Zug ist lang schon abgefahren.« Es herrscht der weitverbreitete Tenor, dass Lernen im Alter nicht mehr funktioniert, weil das Gehirn mit der Zeit seine Form- und Wandelbarkeit verliert. Doch das stimmt nicht. Junge Neuronenstrukturen reagieren zwar schneller und dynamischer als alte, aber das bedeutet noch lange nicht, dass später nur noch wenig oder sogar gar nichts mehr geht.

Neurowissenschaftler vom Universitätsklinikum Hamburg-Eppendorf baten unlängst 44 Männer und Frauen zwischen 50 und 67 Jahren zum Jongliertraining. Ihre Hirne wurden vor und nach dem dreimonatigen Übungsprogramm sowie nach einer dreimonatigen Trainingspause per Kernspintomographie untersucht.[5] Die Vergleichsgruppe bestand aus 25 untrainierten Personen ähnlichen Alters, die an denselben Tagen gescannt wurden. Nach der Trainingsphase ließ sich bei den Jongleuren eine umschriebene, sehr spezifische Vergrößerung der grauen Substanz im »visuellen Assoziationskortex« erkennen, der darauf spezialisiert ist, Bewegung im Raum wahrzunehmen. Die Kontrollgruppe zeigte keinerlei Veränderungen in diesem Bereich. Ausschließlich bei den Jongleuren fanden die Forscher zudem Vergrößerungen im Hippocampus und im Nucleus accumbens, der zum hirneigenen Belohnungssystem gehört.

Von diesen und anderen Versuchen wissen wir, dass das Gehirn sich seine Plastizität bis ins höhere Alter hinein bewahrt, so dass es prinzipiell keine Altersgrenzen fürs Lernen gibt. Nichtsdestoweniger existieren für die einzelnen kognitiven Tätigkeiten bestimmte Phasen, in denen man sie besonders gut erlernen kann. So ist für den Spracherwerb das Alter zwischen anderthalb und drei Jahren entscheidend, was auch therapeutischen Maßnahmen wie dem Cochlea-Implantat die Grenzen aufzeigt. Es handelt sich dabei um einen winzigen Computer, der in die Hörschnecke eingepflanzt wird, um die per Mikrofon aufgenommenen Schallsignale in elektrische Impulse umzuwandeln, die dann mit feinen Drähten zum Hörnerv weitergeleitet werden. Mit dieser Technik kann ein tauber Mensch durchaus wieder das Hören lernen, doch wenn er schon als Kind taub war und erst als Erwachsener mit dem Implantat ausgestattet wird, kann sein Gehirn mit den plötzlich erhaltenen Sprachsignalen kaum noch etwas anfangen. Die betreffende Person entwickelt dann vielleicht noch etwas Sprachverständnis, doch richtig sprechen lernen wird sie nicht mehr. Es ist daher unbedingt notwendig, dass Taubheit so früh wie möglich diagnostiziert und behandelt wird, damit Hörnerv und Sprachzentrum optimal ausgebildet werden.

Auch einschränkende, unangepasste, krankhafte Empfindungs- und Verhaltensmuster entwickeln sich vorzugsweise in bestimmten Phasen des Lebens. Für Depressionen etwa ist die Pubertät eine besonders kritische Zeit, sie sind oft die Folge von Trennungs- und Verlusterlebnissen, die in dieser Phase durchlebt worden sind. Ängste vor Objekten, wie etwa vor Spinnen oder dunklen Höhlen, entwickelt man hingegen vor allem zwischen dem dritten und achten Lebensjahr. Wobei sie sich umso mehr ausprägen, wenn sie von ihrer Umwelt beachtet werden – denn Beachtung ist eine Art von Belohnung, und Belohnung setzt einen starken Lernimpuls und verstärkt die an der Informationsverarbeitung beteiligten Neuronenverbindungen.

Größe ist nicht alles

Der vergrößerte Hippocampus der Taxifahrer, der Zuwachs grauer Zellen bei den Jongleuren und den Ratten, die in einer anregenden Umgebung leben durften – man könnte den Eindruck gewinnen, als würde Erlernen hauptsächlich über die Vergrößerung bestimmter Hirnregionen ablaufen. Nach dem Muster: Je mehr ich in einen Sack packe, umso mehr weitet sich dieser Sack eben aus. Doch dieses Modell trifft für die Plastizität des Gehirns überhaupt nicht zu. Denn dort kommt es nur am Anfang eines Lernprozesses zur Vergrößerung bestimmter Areale – wenn aber ein Mensch bereits zum Experten geworden ist, treten sie in den Hintergrund, um Platz für die Entfaltung anderer Areale zu lassen.

Nehmen wir als Beispiel das Erlernen des Gitarrespielens. Am Anfang geht es hier bekanntermaßen erst einmal darum, eine gewisse Fingerfertigkeit zu erwerben. Dies führt zwangsläufig dazu, dass zunächst jene Bereiche der Großhirnrinde zulegen, in denen die Fingermotorik kontrolliert wird. Wenn man diese Motorik jedoch automatisiert hat, also quasi blind spielen kann, ohne jedes Anschlagen und Greifen der Gitarre durch die Schleife des Bewusstseins schicken zu müssen, brauchen die Fingerareale im Kortex ihren ursprünglichen Raum nicht mehr. Sie sind dann zwar immer noch größer als bei einem Nicht-Musiker, aber nicht mehr so groß wie zu jenen Zeiten, als das Instrument erlernt wurde. Denn die Bewegungen sind mittlerweile automatisiert, was konkret heißt, dass sie von den tieferen Bereichen des Gehirns ohne sonderliches Zutun des Kortex gesteuert werden. Dafür kommen jedoch andere Teile des Gehirns aus ihrer Reserve. Wie etwa jene, die für musikalische Emotionalität und Analyse zuständig sind. Die Ergebnisse dieser funktionellen Verlagerungen im Gehirn erleben wir als große Momente der Kulturgeschichte. Denn ein versierter und jahrelang geübter Gitarrist kann viel mehr »Feeling« in sein Spiel legen als jemand, der froh ist, halbwegs fehlerfrei ein paar Akkorde herunterzuschrammeln (siehe Abbildung S. 188).

Das Gehirn ist gleichgültig – und daher offen für alles

Bleibt die Frage, warum ausgerechnet die musikalisch-emotionalen Areale entwickelt werden, wenn die musikalisch-handwerklichen nicht mehr so viel Platz beanspruchen. Was bringt es also dem Gehirn, dass es nach der Automatisierung der handwerklichen Fertigkeiten den emotionalen Ausdruck in der Musik hochschraubt? Verspricht es sich dadurch, im schopenhauerschen Sinne, ein tieferes Verständnis vom innersten Wesen der Welt, das sich durch nichts besser erfassen lässt als durch Musik? Oder ist die Erklärung doch weniger metaphysisch als vielmehr emotional-trivial, dass es nämlich dem Gehirn einfach mehr Spaß macht, die Dinge, die es gut beherrscht, mit viel Gefühl auszuüben? Ein weiterer Erklärungsansatz wäre, dass es über die Emotionalität in der Musik zu mehr Anerkennung bei den Mitmenschen kommt. Diese Ansicht vertreten vor allem Sozialpsychologen, für die das Gehirn in erster Linie ein soziales Organ ist, dem es darum geht, bei den Mitmenschen Effekte zu erzielen. Über die richtige Antwort kann man nur spekulieren. Vermutlich spielt alles mit. Bei einem Philosophen mag Schopenhauer im Vordergrund stehen, während es geselligen und eitlen Menschen eher auf die sozialen Aspekte ankommt. Die Frage aber, wovon eigentlich die Entwicklungen im Gehirn geleitet werden, wer oder was also den Weg seiner Plastizität vorzeichnet, betrifft ja nicht nur die Musik. Man muss generell darüber nachdenken: Wer oder was gibt die Richtung vor, in die sich das Gehirn entwickelt?

Die Antwort: Niemand, außer dem Gehirn selbst – was aber nicht bedeutet, dass damit irgendetwas von vorneherein festgelegt ist. Denn das Wesen des Gehirns besteht darin, dass es Effekte erzielen will. Dass es etwas erreichen, etwas bewegen, in Gang setzen will. *Was* es aber letztlich erreichen will, ist erst einmal offen. Es fragt zwar, was nützlich für es ist, doch womit dieses Was gefüllt ist, hängt davon ab, was es diesbezüglich lernt. Denn das Gehirn ist anfangs vollkommen gleichgültig in Bezug auf das, was in der Welt passiert. Diese Gleichgültigkeit verschwindet erst dadurch, dass es in ständiger Interaktion mit seiner Umwelt lernt, was ihm wichtig ist. Je nachdem, wie die Umwelt beschaffen ist und in welcher Weise das Gehirn darauf reagiert, kann die Prägung egoistisch oder altruistisch ausfallen. Sie kann liebevoll-zärtlicher oder auch brutal-erniedrigender Natur sein, kann mit Arterhalt und Fortpflanzung, aber auch Schmerzen und Vernichtung assoziiert sein. Es gibt Menschen, die ihr Leben für andere opfern, und es gibt welche, die das Leben anderer für sich opfern. Für das Gehirn ist all das anfangs dasselbe, nämlich nur eines von vielen möglichen Zielen, auf die es seine Interessen und sein Wollen ausrichten kann.

Die enorme Plastizität des Gehirns schließt also mit ein, dass sie zunächst richtungslos ist und erst später, im Laufe eines fortwährenden Lern- und Gedächtnisprozesses, eine Richtung erhält. Man kann also auch nicht sagen, dass das Gehirn grundsätzlich dem Erhalt des einzelnen Menschen oder sogar der Gattung Homo sapiens dient. Es ist, um es mit Gottfried Benn auszudrücken, nicht zwangsläufig »biopositiv«, es kann auch anders und sich sogar komplett vom Leben lossagen. Was freilich nicht Selbstmord bedeuten muss – wir werden später noch auf dieses »Erlöschen des Willens« zu sprechen kommen. Bis dahin aber halten wir fest, dass im Gehirn nichts vorgegeben ist, das ihm zeigt, wohin es sich entwickeln soll. Keine Moral, keine biologische Selbsterhaltung, kein menschliches Miteinander und auch kein Gott. Es muss seine Orientierung erst finden und erlernen – und dabei spielen die assoziativen Verbindungen mit den Umweltreizen und der Zufall eine erhebliche Rolle.

Charakter – oder doch nur Gewohnheit?

Vor dem Hintergrund der Plastizität und prinzipiellen Gleichgültigkeit des Gehirns erwächst natürlich die Frage, ob ein Mensch überhaupt eine Persönlichkeit, ein konsistentes Wesen haben kann. Denn beides scheint unvereinbar: Wenn wir die Plastizität als einziges stabiles Merkmal des Gehirns bezeichnen, schließen wir damit die Möglichkeit eines unveränderlichen Charakters aus; und sofern wir Menschen und auch Tieren einen distinkten Charakter zuschreiben – und das tun wir, unser Zusammenleben und unser ganzer Alltag basieren auf dieser Prämisse –, räumen wir ein, dass es etwas gibt, das sich der Plastizität entzieht.

Interessanterweise stellen sich in der Zwillingsforschung gerade die Merkmale mit einem wankelmütigen Image oft als besonders stabil heraus, während sich die als beharrlich gehandelten nicht selten als besonders labil offenbaren. Wissenschaftler der University of Minnesota erfassten seit den späten 1970ern die Unterschiede und Gemeinsamkeiten von mehr als hundert ein- und zweieiigen Zwillingspaaren, die unmittelbar nach ihrer Geburt getrennt worden waren und danach auch nichts von ihren gleichaltrigen Geschwistern erfahren hatten. Dabei fanden sie heraus, dass der größte gemeinsame Nenner – nach ihrer Intelligenz – ihre politische Einstellung war.[6]

Einige Paare der Zwillingsstudie stachen besonders hervor. Wie etwa Jack und Oskar. Sie stammten aus einer jüdischen Familie, wussten aber zunächst nichts davon. Ihre Eltern wurden im Dritten Reich ermordet, die Zwillinge wuchsen bei unterschiedlichen Stiefeltern auf. Jack bei einem jüdisch-orthodoxen Vater, zunächst in einem israelischen

Kibbuz und dann auf Trinidad; Oskar als Hitlerjunge bei einer katholischen Mutter in Bayern. Der eine wurde zu einem strenggläubigen Rabbiner, der andere zum CSU-Mitglied mit ausgeprägtem Hang zum Antisemitismus. Und dennoch: Als sich die Brüder im Alter von 47 Jahren in Minnesota wiederbegegneten, hatten sie keinerlei Probleme miteinander. Im Gegenteil. Bei näherer Betrachtung ihrer politischen Einstellung zeigte sich, dass sie in vielerlei Hinsicht, nämlich in ihrem Wertekonservatismus und ihrer kategorischen Ablehnung des Fremden, auf gleicher Wellenlänge funkten. Zudem verabschiedete sich Oskar – er hörte erst in Minnesota von seiner jüdischen Herkunft – kurzerhand von seinem Antisemitismus, während sein Bruder keine weiteren Worte mehr darüber verschwendete. Stattdessen einigte man sich auf ein gemeinsames Feindbild: Kubaner und Kommunisten. Und fortan gab es endgültig keine Differenzen mehr, die Zwillinge sollten sich nie mehr voneinander trennen.

Was natürlich zeigt, dass Blut doch irgendwie dicker ist als Wasser; und dass die Gene eine Gemeinsamkeit schaffen können, die sich nicht leugnen lässt. Andererseits enttarnt das Beispiel der Zwillinge aber auch einen typischen Fehlschluss des Menschen: dass wir nämlich dazu neigen, sich wenig ändernde Merkmale wie Schüchternheit, Pedanterie und politische Überzeugungen als feste Charaktereigenschaften zu interpretieren. Doch bei näherem Hinsehen zeigt sich oft, dass sie nur deshalb so stabil wirken, weil auf sie kein Änderungsdruck von Seiten der Umgebung ausgeübt worden ist, weil sich niemand ernsthaft bemüht hat, sie zu ändern.

Betrachten wir dazu noch einmal Oskar und Jack: Der eine entwickelte seinen Antisemitismus, weil das in seiner erzkonservativen Umgebung zum guten Ton gehörte, er nicht nachdrücklich mit anderen Haltungen konfrontiert wurde und ihm auch niemand sagte, dass er selbst Jude war. Sein Bruder hingegen wurde nicht nur über seine jüdische Herkunft aufgeklärt, man erzog ihn auch zu strenger Religiosität. Fast niemand hätte gedacht, dass die beiden ideologisch ungleichen Brüder überhaupt gemeinsam an einem Tisch Platz nehmen würden. Tatsächlich aber schwor Oskar ruck, zuck seinem Antisemitismus ab, sein Gehirn ersetzte das Objekt seines Fremdenhasses kurzerhand durch ein anderes. Er war also gar kein unverbesserlicher Judenhasser, es war in seiner Entwicklung in Bayern nur niemand da gewesen, der ihn in seinen antisemitischen Tendenzen gestoppt hätte, vermutlich hat man ihn sogar darin bestärkt. In Minnesota wurde sein Gehirn indes mit anderen Reizen konfrontiert, mit seiner eigenen jüdischen Herkunft und seinem Zwillingsbruder, aus dem ein Rabbi geworden war – und sogleich wechselte Oskar vom Antisemitismus zum Antikommunismus, als würde es nur darum gehen, sich morgens eine neue Unterhose anzuziehen.

Das Gehirn will eben die gewünschten Effekte erzielen – in Oskars Fall die ideologische Übereinstimmung mit seinem Zwillingsbruder –, doch wie sie zustande kommen, ist ihm letzten Endes egal. Durchaus möglich also, dass Oskar in einer vom Geist der 68er geprägten Umgebung zu einem überzeugten Kommunisten geworden wäre, um dann in Minnesota, wenn sich sein Bruder als Manager eines Großkonzerns herausgestellt hätte, zum Kapitalismus zu konvertieren. Wenn ich ein Musikinstrument beherrsche, will ich ja auch dieses Instrument immer wieder spielen, weil es den gewünschten Effekt für mich hat. Umgangssprachlich meinen wir damit, dass es uns »Freude bereitet«. Doch dabei ist es egal, ob ich mich an meiner eigenen Virtuosität erfreue oder daran, dass man mir zuhört – es geht nur um die Wirkung für mich. Und genauso verhält es sich mit den vermeintlichen Charaktereigenschaften. Wenn ich ein extravertierter Mensch bin, neige ich dazu, es immer wieder zu zeigen, weil es einen guten Effekt für mich hat. So wie ich umgekehrt als introvertierter Mensch diese Eigenschaft zeige, weil sie einen guten Effekt für mich hat. Das Gehirn tut immer nur das, was ihm in der Situation, in der es sich gerade befindet, den besten Effekt vermittelt. Wenn ich mit extravertiertem Verhalten bei anderen gut ankomme, verschafft mir das ein gutes Gefühl und führt dazu, dass ich immer wieder extravertiertes Verhalten an den Tag lege – und so werde ich durch die äußere und innere Bestätigung nach und nach zu einem extravertierten Menschen. So wie ich mich umgekehrt zu einem introvertierten Menschen entwickeln werde, wenn ich mit introvertiertem Verhalten stets positive Wirkungen erzielen kann. Und wenn ich mit meiner Extravertiertheit allen Menschen auf die Nerven gehe, wird mein nach außen gerichtetes Gehirn einen Gang herunterschalten und sich möglicherweise sogar auf Introvertiertheit einjustieren.

Bei den angeblich unveränderlichen Eigenschaften einer Persönlichkeit handelt es sich also meistens um Merkmale, auf die keine Änderungsreize einwirken, so dass man sie leicht für konsistent halten kann. Sofern sich jedoch eine entsprechende Situation einstellt, in der das Gehirn mit der betreffenden Eigenschaft nicht mehr weiterkommt, keinen Effekt mehr erzielen kann, entfaltet es wieder seine volle Flexibilität – und der Charakter fällt zusammen wie ein Kartenhaus.

Taugt jeder zum Schergen?

Einer der Wissenschaftler, die schon in den 1960er Jahren erkannten, dass die Persönlichkeit nicht gerade eine verlässliche Größe ist, um das Verhalten eines Menschen einzuschätzen, war der amerikanische Psychologe Stanley Milgram. Sein bereits erwähntes Experiment gehört bis heute zu den berüchtigtsten und umstrittensten psychologischen Versuchen überhaupt.

Milgram arbeitete 1961 als 27-jähriger Nachwuchswissenschaftler in Yale, als er per Zeitungsannonce Versuchspersonen in sein Labor einlud: »Personen für eine wissenschaftliche Studie zur Erforschung der Gedächtnisleistungen gesucht. Wir zahlen Ihnen vier Dollar pro Stunde.« Er zahlte den Interessenten zunächst einmal ihr Honorar aus, und das durften sie behalten, egal, wie der Versuch enden sollte. Anschließend sagte er ihnen, dass man sie für einen lernpädagogischen Versuch benötigte – was allerdings wie die Zeitungsanzeige eine Lüge war, denn eigentlich ging es um einen Gehorsamstest.

Die Probanden wurden auf einen Stuhl gesetzt, vor dem 30 Schalter angeordnet waren, durch die man einer anderen Person, die im Nachbarzimmer an einen Stuhl festgegurtet war, elektrische Schläge verpassen konnte. Die Stromstärken fingen bei 15 Volt an und endeten bei 450 Volt. Die Probanden sollten nun dem Menschen im Nebenraum diverse – größtenteils sinnlose – Wortreihen vorlesen, die dieser sich einprägen und rezitieren sollte. Im Falle eines Fehlers, so die Vorgabe des Versuchsleiters, sollte man dem Lernversager einen Stromschlag verpassen. Und zwar nach jedem Fehler mit steigender Stärke. Über einen Lautsprecher konnte der

Proband hören, wie es seinem »Schüler« im Nachbarraum erging. Und was man da hörte, war schockierend. Denn auf dem elektrischen Stuhl saß ein Schauspieler, der bei jedem Probanden, der ihm angeblich – denn die Schalter waren nur Attrappen! – die Schläge verpasste, nach dem gleichen Muster reagierte: Ab 105 Volt will er das Experiment abbrechen, bei 150 Volt gibt er erste Schreie von sich und den energischen Hinweis, dass er es »mit dem Herzen habe«, und ab 315 Volt tut er keinen Muckser mehr, was bei seinem mutmaßlichen Folterer und unerbittlichen Bestrafer den Eindruck erwecken muss, dass seine elektrischen Schläge nur noch einen bewusstlosen Körper zucken lassen.

Milgram fand über hundert Menschen für sein Experiment. Und 65 Prozent von ihnen gingen in ihren Strafaktionen hoch bis auf 450 Volt! Obwohl ihnen das Geld auch sicher gewesen wäre, wenn sie das Experiment abgebrochen hätten. Und obwohl der Mann im Nebenraum vor Schmerzen schrie und sie am Ende von seiner Bewusstlosigkeit ausgehen mussten. Außerdem betätigten sie die Schalter, obwohl niemand sie dazu zwang. Der Versuchsleiter, der zusammen mit ihnen im Zimmer saß, wiederholte nur mantraartig, dass die Schläge »keine bleibenden organischen Schäden« verursachen würden und dass der Versuch erfordere, dass man weitermache. Mehr nicht.

Das Milgram-Experiment löste in der Psychologie ein Erdbeben aus. Denn man kann aus ihm schließen, dass die Obrigkeitshörigkeit eines Adolf Eichmann keine Ausnahme darstellte, sondern man gar nicht viel Druck ausüben muss, um eine beachtliche Mehrheit der Menschheit so gefügig zu machen, dass sie unschuldige Menschen peinigt und am Ende sogar tötet. Jeder normale Mensch könnte zum Folterknecht und Mörder werden, wenn er sich in einer Situation wiederfindet, die das Foltern und Morden erlaubt bzw. angeblich im Dienste einer »höheren Sache« erfordert. Milgram lieferte einen empirischen Beleg für die »Banalität des Bösen«, die Hannah Arendt in ihrem Buch zu dem Eichmann-Prozess in Israel beschrieben hatte. Fortan konnte niemand mehr behaupten, dass er seinerzeit bei den Nazis niemals und unter keinen Umständen mitmarschiert wäre.

Was aber Milgram selbst am meisten umtrieb, war die Frage, ob sich diejenigen, die bis auf 450 Volt hochdrückten, in ihrer Persönlichkeitsstruktur von denen unterschieden, die das Experiment nicht bis zum bitteren Ende mitmachten. Er lud deshalb seine Probanden einige Jahre später wieder zu sich ein, und diesmal unterzog er sie umfangreichen Persönlichkeitstests. Sein ehemaliger Mitarbeiter Alan Elms – Milgram selbst starb bereits früh an einem Herzinfarkt – erinnerte sich später, dass die Ergebnisse absolut unbefriedigend waren: »Katholiken waren gehorsamer als Juden, und der Gehorsam wuchs mit der Anzahl der Jahre, die jemand im Militärdienst war – aber sonst kam nur wenig Konkretes heraus.« Typische Charaktermerkmale wie Impulsivität, Extravertiertheit oder die Fähigkeit zur Empathie und die Sensibilität für moralische Fragen spielten keine sonderliche Rolle. »Wir haben keine stabilen Persönlichkeitsmerkmale gefunden, weder bei den Gehorsamen noch bei den Ungehorsamen«, resümierte Elms.

Was nicht heißen soll, dass es generell nicht so etwas wie Persönlichkeit gibt. Aber Milgrams Studien zeigen: Die konkrete Situation spielt beim Verhalten ebenfalls eine große, und in dem einen oder anderen Fall sogar die entscheidende

Rolle. Außerdem bestätigt die Tatsache, dass sich unter Katholiken und langjährigen Militärdienstabsolventen besonders viel Gehorsam finden ließ, dass dieses stabil wirkende Persönlichkeitsmerkmal sich nur deshalb so stark ausgeprägt hat, weil man den Betreffenden ihren Gehorsam nicht abgewöhnt, sondern sie permanent darin bestärkt hat. Wenn ein Gehirn – etwa unter Katholiken oder beim Militär – immer wieder erfährt, dass es mit Gehorsam gute Effekte erzielen kann, wird es auch im Labor eher gefügig sein und die Finger zum Betätigen eines Schalters veranlassen, mit dem man einem Menschen Stromschläge verpasst. Es sind eben konkrete Erfahrungen und Erfolgserlebnisse sowie Strafen und Enttäuschungen, die ein Gehirn formen und immer wieder aufs Neue formen können, und nicht irgendwelche abstrakten Grundsätze und Normen.

Es ist mir durchaus bewusst, dass dies möglicherweise schlechte oder inakzeptable Nachrichten für jemanden sind, der davon überzeugt ist, dass das Individuum konsistent und frei in seinen Entscheidungen ist. Aber ich möchte betonen, dass es eigentlich gar keine schlechten Nachrichten sind. Denn die enorme Plastizität des Gehirns bedeutet auch, dass es sich mit Situationen, die wir gemeinhin als unerträglich einschätzen, arrangieren und sie zu einer Quelle unvergleichlichen und unerwarteten Glücks umgestalten kann.

3. Das Coming-out des Locked-in:
Wie das Gehirn den Sprachlosen Gehör verschafft

Kaum etwas überfordert unsere Vorstellungskraft mehr als das Schicksal eines Locked-in-Patienten, dessen Gehirn auf aberwitzige Weise abgekoppelt ist vom übrigen Körper, weil kein Nervensignal mehr zu seinen Muskeln durchdringt. Das verdammt ihn zu absoluter Bewegungslosigkeit, die nicht nur bedeutet, dass er nicht mehr laufen, greifen, essen, trinken und aufs Klo gehen kann. Sie bedeutet auch das Versiegen sämtlicher Kommunikation. Denn Sprechen, Mimik und Gestik, all das funktioniert ohne Muskeln nicht mehr. Ein kompletter Locked-in-Patient kann nicht einmal die Augen bewegen, um sich mit seiner Umwelt zu verständigen. Was bleibt dann eigentlich noch?

Der Schweizer Philosoph Ludwig Hohl lebte viele Jahre seines Lebens in einem dunklen Kellerloch, unverstanden und manchmal sogar unbemerkt von seiner Umwelt. Das ist noch ziemlich weit weg vom Locked-in, aber es brachte dem isolierten Dichter bereits die Erkenntnis: »Ist die Kommunikationsfähigkeit vorbei, so ist auch das Leben vorbei.« Und das trifft wohl auf den Punkt, den viele von uns mit dem Zustand der absoluten Kommunikationsunfähigkeit verbinden: dass nämlich einfach Schluss ist. Aus und vorbei! Denn wir sind ja keine Bäume oder Gräser. Wir sind Wesen mit einem hohen Mitteilungsbedürfnis, wir wollen reden oder uns auf andere Weise austauschen, wir wollen uns offenbaren, dem anderen zeigen, dass wir sind, wer wir sind. Doch all das verschwindet, wenn wir eingekerkert sind in einem Körper, der komplett gelähmt ist. Was soll also ein Locked-in-Zustand anderes sein als eine Art Tod im Diesseits, zu dessen Komplettierung im Jenseits nur noch fehlt, dass man die lebenserhaltenden Maschinen abstellt?

Gibt es ein sinnvolles Leben in der Sinnlosigkeit?

Tatsächlich ist Locked-in keineswegs eine Art diesseitiger Abschied vom Leben. Man muss sich allerdings zum Verständnis dessen in die Situation des Betroffenen hineinversetzen, das Unvorstellbare vorstellbar machen. Dazu gehört, sich von Vorurteilen über den Beginn dieses Zustandes zu befreien. Wie etwa, dass Locked-in plötzlich einsetzt. Denn Tatsache ist, dass es sich meistens einschleicht, am Anfang erst unerkannt, später dann offensichtlich werdend und sich unwiderruflich steigernd. Es sind weniger spontane Schlaganfälle, die zur Komplettlähmung führen, als vielmehr solche Krankheiten, die sich über Jahre oder sogar Jahrzehnte entwickeln, wie etwa Amyotrophe Lateralsklerose (ALS), Multiple Sklerose (MS) und Parkinson. Was einerseits bedeutet, dass sich das Grauenvolle langsam steigert und die Hoffnungen auf Besserung immer wieder vom zunehmenden Verfall des Körpers geschluckt werden, andererseits aber auch, dass man sich daran gewöhnen kann. Klar, es ist das Gewöhnen an eine Katastrophe, aber eben doch etwas anderes, als wenn man von ihr ohne Ankündigung überrollt wird.

Wenn dann sämtliche Muskelaktionen erloschen sind, liegt man bewegungslos im Bett, wird künstlich beatmet und durch eine Magensonde ernährt. Die Schleimhäute trocknen aus, wenn sie nicht künstlich befeuchtet werden. Die Augen sind geschlossen, und wenn jemand sie öffnet, sieht man allenfalls Schemen, weil die Hornhaut im Laufe der Jahre ausgetrocknet ist. Der Tastsinn ist ähnlich verkümmert, weil man lange Zeit nichts mehr gegriffen und immer in gleicher Position gelegen hat. Dadurch verliert der Locked-in-Patient, im wahrsten Sinne, den hautengen Kontakt zur Welt. Oft spürt er kaum noch Berührungen. Aber immerhin verschwindet damit häufig auch der Schmerz.

Dafür bleiben die Ohren offen, der Locked-in-Patient hört noch. Er kriegt also auch mit, wenn Ärzte und Verwandte leichtfertig, weil sie den Patienten mit den geschlossenen Augen für einen bewusstlosen Dauerschläfer halten, über das Abstellen der lebenserhaltenden Maschinen debattieren. Laut Erhebungen meines Mitarbeiters Boris Kotchoubey handelt es sich bei jedem dritten angeblichen Wachkoma-Patienten – der aufgrund einer massiv geschädigten Großhirnrinde ohne bewusste Wahrnehmung ist – in Wahrheit um jemanden, der zwar im Locked-in gefangen, dessen Großhirnrinde aber annähernd oder sogar voll funktions- und aufnahmefähig ist.[7] Kotchoubey hat mehr als hundert Patienten in Deutschland untersucht, und unsere Kooperationspartner in Belgien kommen in einer Studie an ebenfalls hundert Patienten zu einem ähnlichen Ergebnis. Man muss also davon ausgehen, dass allein in Deutschland etwa 3000 Menschen regungslos in einem Krankenhausbett liegen, die trotz ihrer bewussten Wahrnehmungsfähigkeit so behandelt werden, als würden sie nichts mitbekommen!

Stattdessen dürfen sich nicht wenige von ihnen anhören, wie man darüber spricht, die lebenserhaltenden Maßnahmen für sie abzustellen. Ein Szenario, das sich Franz Kafka nicht beklemmender hätte ausdenken können.

Oder bekommt der Locked-in-Patient vielleicht doch nicht so viel mit? Denn auch wenn sein Hörsinn noch funktioniert, kann er ja nicht auf das reagieren, was er hört. Und wenn ein Gehirn keinen Effekt mehr erzielen kann, liegt es nahe, dass es seinen Dienst weitgehend einstellt und schließlich nicht mehr bewusst registriert, was durch die Sinne vermittelt wird. Könnte es also sein, dass Locked-in- und Wachkoma-Patienten am Ende doch recht ähnlich sind? Dass nämlich nicht nur die Welt sie verloren hat, sondern sie auch die Welt verloren haben?

Erste Kontakte

Stille. Das erste auffällige Merkmal, wenn man den Raum eines Locked-in-Patienten betritt, ist die Stille, die nur durch das regelmäßige Fauchen der Beatmungsmaschine unterbrochen wird. Nicht wie auf einer Intensivstation, wo ein ständiges Kommen und Gehen herrscht und die piepsenden Töne der lebenserhaltenden und lebenskontrollierenden Maschinen das Szenario bestimmen. Der Patient liegt wie in Totenstarre auf seinem Bett, er wirkt, als wäre er schon nicht mehr unter uns. Und deswegen haben wir Angst, wenn wir an sein Bett herantreten. Doch wir überwinden uns, denn es ist ja jener Mensch, mit dem wir noch vor wenigen Jahren gescherzt und gelacht, gegessen und geredet haben. Wir nehmen seine Hand – und dann die unendliche Überraschung. Diese Hand, die so bleich und leblos wirkt, ist weich und warm. Es ist immer noch Stille, wir hören nichts weiter als das Fauchen der Maschine, aber wir wissen jetzt: Hier ist Leben, pulsierendes, warmes Leben. Und vielleicht würde sich dieser Mensch besser fühlen, wenn wir die Stille ein wenig aufbrechen. Indem wir nicht über ihn hinwegreden, als wäre er für uns unwiederbringlich verloren, und ihn auch nicht auf seinen Körper reduzieren, den man vielleicht einmal umbetten sollte. Sondern stattdessen *mit ihm* reden, in Kontakt treten, als einen wichtigen und respektablen Teil unseres Alltags behandeln, wie wir es früher gemacht haben. Denn diese warme und weiche Hand kann doch nicht lügen. Sie allein spricht bereits dafür, dass wir keinen Halbtoten vor uns haben, sondern jemanden, der noch völlig lebendig ist und der nicht nur selbst lebt, sondern auch an unserem Leben teilhaben will. Oder?

Um eine Antwort darauf zu finden, wie Locked-in-Patienten an der Welt teilnehmen, und auch Näheres über ihre psychische Situation zu erfahren, versuchten wir in Tübingen zunächst an einigen Patienten, uns per klassischem EEG (Elektroenzephalogramm) ein Bild von ihren Hirnaktivitäten zu machen. Es wurden also Sensoren auf ihrer Kopfoberfläche angebracht, um die elektrischen Spannungsveränderungen im Gehirn zu messen. Dann konfrontierten wir sie mit diversen Aufgaben und Trainingsprogrammen. Wie etwa, dass der Patient Buchstaben in unterschiedlicher Reihenfolge hört. Sofern er dann jenen Buchstaben vernimmt, den er sagen will, zeigt sich das in einer gesteigerten Hirnaktivität, die dazu führt, dass ein Computer den betreffenden Laut einspeichert. Auf diese Weise lassen sich durchaus ganze Worte aus den Hirnantworten des Patienten zusammensetzen (siehe Abbildung S. 72).

Eine weitere Trainingsmethode besteht darin, die Patienten im sogenannten Neurofeedback zu schulen, bei dem sie lernen, über eine Kontrolle ihrer eigenen Hirnaktivtäten die gewünschten Buchstaben auszuwählen. Dazu sollen sie, nach dem Hören eines Aufforderungssignals, durch bestimmte Gedanken oder Gefühle die jeweils passenden Hirnwellen erzeugen. Beispielsweise stellen sich viele Menschen eine Bewegung vor und erzeugen damit in den Bewegungsarealen ihres Gehirns eine Frequenz von mehr als 20 Hz (Schwingungen pro Sekunde) oder durch die Vorstellung von Ruhe in den gleichen Arealen eine Frequenz von 8 bis 13 Hz. Gleichzeitig hören sie ihre auf- und absteigende Hirnaktivität bei dieser Konzentrationsleistung als an- oder abschwellenden Ton. Wenn es ihnen gelingt, ihre Hirnwellenfrequenz entsprechend zu steigern, werden sie vom Computer belohnt (»Das hast du gut gemacht!«). Auf diese Weise lernen sie – wenn auch erst nach vielen Übungsstunden –, die gewünschte Hirnwellenfrequenz selbst zu erzeugen und damit einen Buchstaben aus einer ihnen langsam vorgesprochenen Buchstabenfolge auszuwählen, der dann vom Computer ausgesprochen wird, um dem Patienten das Ergebnis mitzuteilen und ihm die Möglichkeit der Korrektur zu geben. Der Vorteil dieser Methode: Man braucht dazu keinerlei Muskel, Sprache oder Augenbewegung, die Kommunikation erfolgt vielmehr über eine Schnittstelle zwischen Gehirn und Computer, das sogenannte BMI (für Brain-Machine-Interface). Eigentlich wie geschaffen für jemanden, der komplett locked-in ist.

Doch so erfolgreich diese Methode bei Gesunden und auch bei Locked-in-Patienten funktionierte, die noch die Augen bewegen konnten – als wir sie bei den komplett Eingeschlossenen versuchten, waren die Ergebnisse nieder-schmetternd. Sie brachten keine Hinweise darauf, dass die Patienten noch bewusst wahrnehmen, geschweige denn kommunizieren könnten. Aber nun arbeitet eben ein klassisches EEG auch mit Sensoren *außen* am Schädel. Weit weg vom Gehirn, ganz zu schweigen davon, dass der Schädelknochen beileibe nicht alle Ströme durchlässt.

Wir entschieden uns daher für ein anderes, aussagekräftigeres Verfahren, zu dessen Durchführung die Messelektroden an zahlreichen Stellen *innerhalb* des Gehirns implantiert werden. Wir wollten den Eingriff zunächst an zwei Patienten durchführen, doch wir standen dabei vor einem ethischen Dilemma: Wer entscheidet über einen derart massiven Eingriff bei jemandem, der zwar – vermutlich – alles versteht, aber sich nicht mitteilen kann? Rechtlich scheint die Antwort klar: Die Entscheidung obliegt dem vom Gericht eingesetzten Vormund, meistens ist das ein Familienmitglied, in einigen Fällen auch der Vormundschaftsrichter selbst. Wenn diese schriftlich einwilligen, kann der gehirnchirurgische Eingriff vorgenommen werden, da es sich hierbei um einen medizinischen Notfall handelt, und wenn der Eingriff die Kommunikation des Patienten verbessert, verbessert sich ja seine Lebensqualität. Aber teilt der Betroffene selbst diese – unüberprüfte und spekulative – Ansicht? Das ist nicht wirklich abzuschätzen, denn wir wollen ihn ja erst zum Reden bringen, aber in diesem Stadium der Versuchsplanung kann er es noch nicht. Man muss ihn über nicht-sprachliche Umwege dazu bringen, dass er sein Einverständnis oder seine Weigerung zum Ausdruck bringt.

Wie etwa über den Mundschleim. Diesen Weg wählten wir bei einem unserer Patienten, nämlich einer komplett gelähmten Frau, deren Vormundschaftsrichter und Ehemann – wenn auch erst nach langem Zögern – dem Eingriff bereits zugestimmt hatten. Wir baten sie, sich bei einem Ja auf unsere Fragen das Trinken von einem Glas Milch und bei einem Nein den Verzehr von Zitronensaft vorzustellen. Durch Messung des Säuregehalts ihres Schleims konnten wir dann feststellen, ob sie mit Ja oder Nein antwortete: Ging der ph-Wert nach unten (sauer), war es ein Nein; ging er nach oben (basisch), war es ein Ja. Dann informierten wir sie über die Chancen und Risiken der Elektrodenimplantation und fragten sie, ob wir diesen Eingriff vornehmen dürften. Ihr Schleim signalisierte Zustimmung. Wir wiederholten unsere Frage mehrere Male an den beiden folgenden Tagen, und sie blieb bei ihrer Antwort. Wir hatten natürlich dennoch Zweifel, denn der ph-Wert von Schleim ist etwas anderes als ein gesprochenes oder geschriebenes Wort. Ich verbrachte noch diverse schlaflose Nächte, aber wir entschlossen uns, den Eingriff durchzuführen. Bei dem anderen Patienten wurde uns die Entscheidung leichter gemacht, weil er uns noch vor seinem Fall ins komplette Locked-in sein Einverständnis geben konnte.

Danach pflanzten Neurochirurgen der Universität Tübingen den beiden Patienten die Elektroden ein. Übermittelte dann einer dieser Kontakte die verstärkte Tätigkeit eines Hirnareals, die als erwünscht angesehen wurde, belohnten wir den Patienten, beispielsweise mit einem aufmunternden Spruch. Wir »verführten« ihn also dazu, dass er in Erwartung einer Belohnung fortan immer wieder bestimmte Bereiche seines Gehirns aktivierte. Durch diese positive Verstärkung sollten aus *zufälligen* Neuronenaktivitäten *willentliche* des Patienten werden. Wir malten uns schon aus, wie wir ihm gesprochene Buchstaben oder Buchstabenreihen vorspielten und er dann die richtigen für sich aussuchte, indem er einen bestimmten Bereich in seinem Gehirn aktivierte, was wir wiederum mit unseren Messinstrumenten erfassen konnten. Man kann sich leicht vorstellen, wie lange es mit so einem Prozedere dauern würde, bis man am Ende ein Wort oder sogar einen ganzen Satz zusammengetüftelt hätte. Aber in der Arbeit mit Locked-in-Patienten bekommt der Begriff der Geduld ohnehin eine neue Bedeutung.

Und belohnt wird diese Geduld auch nicht unbedingt. So hatten wir beispielsweise eine Patientin, die zwar anfangs noch zielgerichtet mit Ja und Nein zu antworten schien, so dass sie uns beispielsweise bestätigte, wie ihre Kinder hießen und welchen Beruf sie gelernt hatte. Später gingen wir einen Schritt weiter und stellten ihr Fragen, deren Antwort wir noch nicht wussten. Ob wir etwa ihre Liegeposition ändern sollten oder ihr, was sie bejahte, noch weitere Elektroden in ihr Gehirn einpflanzen durften. Doch im Laufe der Wochen verschwand die Logik in ihren Hirnsignalen. Ihre Jas und Neins wechselten wie die Seiten beim Werfen einer Münze.

Bei einem anderen Patienten – George, einem ehemaligen Soldaten – funktionierte die Kommunikation zuverlässiger. Er hatte allerdings die »Hirnsprache« noch sehend, mit halbwegs funktionierenden Augen erlernen können. Indem er beispielsweise auf einem Computerbildschirm einen Farbwechsel oder einen aufsteigenden Punkt sah, sofern ihm die Aktivierung eines bestimmten Gehirnareals gelang. Wie er das machte, was er also genau dabei dachte, überließen wir ihm, da redeten wir ihm nicht hinein. An dieser Strategie der Nichteinflussnahme halten wir beim Brain-Machine-Interface bis heute fest. Denn die Gedanken sind bekanntlich frei – und warum sollte man ausgerechnet bei einem Locked-in-Patienten, der fast nur noch aus Gedanken besteht, von diesem Grundsatz abrücken?

Ein weiterer Vorteil unseres anfangs noch sehenden Ex-Soldaten war, dass er uns mit Augenbewegungen eine Gewissheit geben konnte, wenn wir bei einem seiner Hirnsignale unsicher waren: »War das jetzt ein Ja, was du meintest?« Wenn dann die Augen, wie wir es vorher mit ihm vereinbart hatten, nach oben gingen, wussten wir, dass wir richtiglagen.

Doch irgendwann senkten sich auch seine Lider – und er versank optisch wie kommunikativ in der Dunkelheit. Genauso wie seine Vorgängerin. Seine Jas und Neins folgten nur noch dem Zufallsprinzip. Wir unternahmen noch einen Versuch, die Kommunikation zu verbessern, indem wir auch hier die Elektroden *in* sein Gehirn einpflanzten, doch die Ergebnisse blieben: desillusionierend. Nicht nur für uns, sondern auch für seine Pfleger und Angehörigen, die gehofft hatten, sich in absehbarer Zeit mit ihm verständigen zu können.

Wo bleibt der Wille?

Es schien also doch darauf hinauszulaufen, dass komplette Locked-in-Patienten am Ende kein Interesse mehr am Leben haben. Und es wäre ja auch nur logisch. Denn alle Bewegung – und Denken ist letzten Endes nichts anderes als eine Form von Bewegung! – will einen Effekt. Wenn ein Baby schreit und merkt, dass seine Eltern prompt darauf reagieren, wird es das Schreien fest in sein Verhaltensrepertoire aufnehmen. Wenn hingegen niemand darauf antwortet, verschwindet es. Wenn wir die Hand um ein Glas schließen, bekommen wir es dadurch – im wahrsten Sinne des Wortes – in den Griff, und wenn dies nicht mehr gelänge, würde unser Gehirn keine entsprechenden Befehle mehr aussenden, und die Hand würde reglos unten bleiben. Kein Effekt, kein Handeln. Von daher wäre es geradezu aberwitzig, darauf zu hoffen, dass ein Locked-in-Patient langfristig mit uns kommunizieren könnte, wo doch sein Gehirn nichts mehr auszurichten vermag. Das elektronische »Gestreicheltwerden« am Belohnungszentrum ist zwar ganz nett, aber eben kein Ersatz für einen echten Effekt. Der Locked-in-Patient mag zwar noch phantasieren und interesselos in den Erinnerungen schwelgen, die in seiner intakten Großhirnrinde gespeichert sind, doch sein intentionales Denken erlahmt. Sein Wille erlischt – und damit existiert er eigentlich auch nicht mehr als das, was wir uns gemeinhin unter einem vitalen Individuum vorstellen. So dachte ich es jedenfalls in meiner Verzweiflung.

Aber ich war noch nicht bereit dazu aufzugeben. Mich verfolgte die unerträgliche Vorstellung, dass diese Menschen sich doch noch nach Kommunikation sehnen könnten. Auch wollte ich die Angehörigen der Patienten nicht enttäuschen, die den tiefen Wunsch verspürten, mit ihren Lieben in Kontakt zu treten, und ebenfalls nicht bereit dazu waren, alle Hoffnung aufzugeben. Nach langen Überlegungen verfiel ich auf eine neue Methode. Die hirnelektrischen Vorgänge hatten sich als schwer kontrollierbar erwiesen. Aber wenn wir nun beim BMI eine andere Richtung einschlugen, indem wir das Gehirn nicht mehr durch elektrische Impulse sprechen ließen, sondern durch Veränderungen in seiner Durchblutung, die wir durch Nahinfrarotspektroskopie sichtbar machen konnten?

Der »Kommunikationsvorteil« des Blutflusses besteht darin, dass für ihn Rezeptoren bzw. Sinnesorgane in den Adern existieren. Der Mensch merkt also, wo sein Blut mit größerem oder geringerem Druck hinfließt. Auch im Gehirn. Wir spüren, wenn dort das Stoffwechselgeschehen und die dazugehörende Durchblutung verändert werden. Wir können es zwar nicht in Worte fassen wie etwas, das wir gesehen oder gehört haben, aber wir registrieren es. Ganz im Unterschied zum eigentlichen Kerngeschäft des Gehirns, der Elektrizität, die wir nicht spüren können, weil es keine Rezeptoren für sie gibt. Was ja auch sinnvoll ist. Denn man stelle sich vor, dass wir bei jedem Gedanken noch eine andere Empfindung, möglicherweise sogar Schmerzen hätten! Unser Gehirn wäre dann komplett in sich selbst gefangen, es wäre fortwährend mit Denken und dem Spüren dieses Denkens beschäftigt. Es würde sich hochschaukeln in eine end- und sinnlose Kaskade von Gedanken und Emotionen, die uns vermutlich heillos überfordern würde. Die Evolution hat deshalb darauf verzichtet und uns stattdessen mit einem Gespür für die Hirndurchblutung ausgestattet. Weswegen diese auch gegenüber dem EEG der chancenreichere Weg zu sein versprach, um unsere Patienten zum Sprechen zu bringen. Aber würde es tatsächlich funktionieren?

Wir alle waren gespannt und begierig darauf, das zu prüfen. Wir starteten also einen weiteren Versuch mit einer komplett eingeschlossenen Patientin. Und tatsächlich: Die Frau begann schon nach wenigen Tagen über ihre Hirndurchblutung mit uns Kontakt aufzunehmen! Und das, obwohl sie vorher über ihre Hirnwellen monatelang nur ganz selten mit uns kommuniziert hatte. Wir stellten ihr Fragen, die sie mit Ja oder Nein beantworten konnte, etwa, ob sie gerne ihre Kinder zu Besuch hätte, und sie beförderte Blut in ein bestimmtes Stirnhirnareal und signalisierte uns damit ein Ja. Dann stellten wir die Fragen um, so dass die gleichen Inhalte in negativer Weise abgefragt wurden und die Frau ihre ursprünglichen Antworten vertauschen musste. So wollten wir sichergehen, dass nicht wieder der Zufall seine Hände im Spiel hatte: Unsere Patientin reagierte richtig, wechselte vom Ja zum Nein und vom Nein zum Ja. Nicht immer, aber über viele Tage hinweg mit einer Sicherheit von über 70 Prozent, also weit jenseits der 50-Prozent-Wahrscheinlichkeit, die für einen Münzwurf gilt (siehe Abbildung S. 72).

Wenn die Frage wichtig genug für sie war, erreichte die Patientin auch die 100-Prozent-Quote. Eines Tages hatte sie sich aufgrund einer Unaufmerksamkeit der Pfleger wundgelegen, und wir fragten sie in mehreren Varianten, ob sie Schmerzen hätte. Die Durchblutung ihres Gehirns signalisierte ein klares Ja. Als ihre Wunden verheilt waren, fragten wir, wiederum in mehreren Versionen, ob sie noch Schmerzen hätte. Ihre Antworten waren ein klares Nein. Wenn also die Reize intensiv genug waren und – was bei Schmerzen ja der Fall ist – die essentiellen, vitalen Interessen berührten, war die Patientin ganz da. Man konnte sich zuverlässiger mit ihr verständigen als mit manch einem anderen Menschen, der im vollen Besitz seiner kommunikativen Kräfte ist.

Das war ein großer Erfolg. Auch wenn sich Erfolge in der Wissenschaft nicht so plötzlich-überwältigend einstellen und für Euphorie sorgen wie etwa beim Fußballspiel, wenn ein Tor fällt. Sie sind stets mit Zweifeln verbunden. So stellt sich vor allem die zentrale Frage, ob sich das Forschungser-

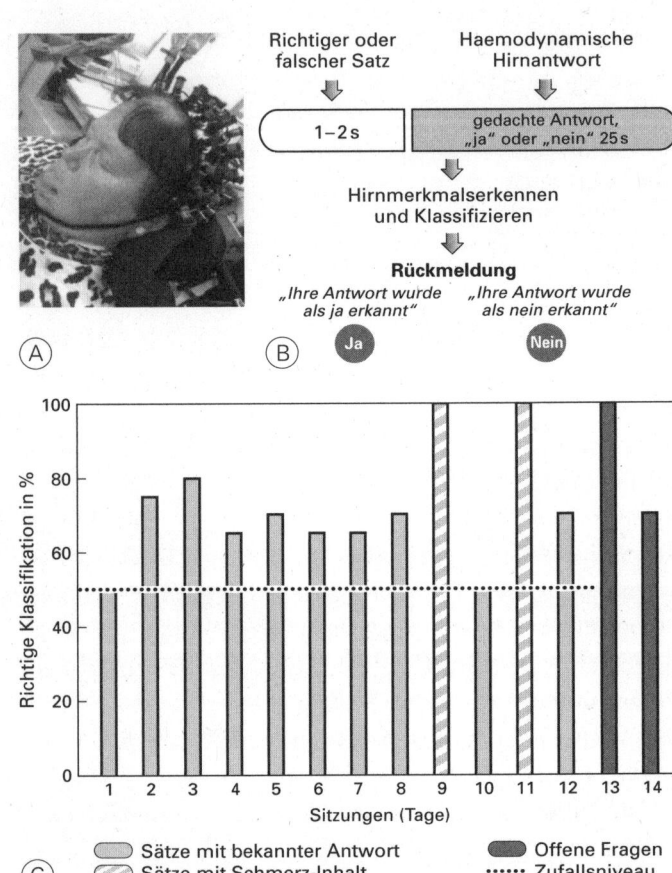

Richtiger oder falscher Satz → 1–2 s

Haemodynamische Hirnantwort → gedachte Antwort, „ja" oder „nein" 25 s

↓

Hirnmerkmalserkennen und Klassifizieren

↓

Rückmeldung

„Ihre Antwort wurde als ja erkannt" — Ja

„Ihre Antwort wurde als nein erkannt" — Nein

(A) (B) (C)

Sätze mit bekannter Antwort
Sätze mit Schmerz-Inhalt
Offene Fragen
Zufallsniveau

Richtige Klassifikation in %

Sitzungen (Tage)

Die Locked-in-Patientin Waltraud Faehnrich bei der Arbeit am Brain-Machine-Interface (BMI)

(A) Die Patientin leidet an Amyotropher Lateralsklerose (ALS). Sie wird künstlich ernährt und beatmet; alle Muskeln, einschließlich der Augenmuskeln, sind gelähmt. Das Foto zeigt sie mit den Sensoren zur Messung der Hirndurchblutung mit Infrarotlicht (Nahinfrarotspektroskopie).

(B) Versuchsanordnung bei Fragestellungen, in denen das Schlüsselwort (z. B. »Lebensqualität« und »Schmerz«) jeweils am Ende steht. Dieses letzte Wort dauert gesprochen ein bis zwei Sekunden, und danach hat die Patientin 25 Sekunden Zeit für das Denken der Antwort »Ja« oder »Nein«. Danach erfolgt die Rückmeldung (Feedback) vom Computer: »Die Antwort wurde als ein Ja (bzw. Nein) erkannt«.

(C) Die Grafik zeigt die Erkennungsleistung des Brain-Machine-Interfaces (BMI) über 14 Tage. Bei allgemeinen Fragen, deren Antworten wir kannten, errechnete das BMI die richtige Antwort mit einer Genauigkeit, die ca. 10 % über der Zufallsquote lag, bei schmerzrelevanten und offenen Fragen lag die Genauigkeit deutlich höher. Am Tag 9 hatte die Patienten starke Schmerzen, und auf die Frage »Hast du Schmerzen?« antwortete sie zu 100 % richtig mit Ja. Am Tag 11 waren die Schmerzen behoben und sie antwortete zu 100 % richtig mit Nein. Die beiden letzten Balken zeigen ihre Antworten auf offene Fragen (»Deine Lebensfreude ist gut?«, 100 % Ja).

gebnis genauso wiederholen lässt, ob es von Dauer ist oder ob es doch nur ein Zufallstreffer war. Zudem könnte einen die eigene angstvolle Erwartungshaltung getäuscht haben, und dann wäre man Opfer des berüchtigten Placeboeffekts. Triumphgefühle kommen daher bei Wissenschaftlern eher weniger auf. Dafür aber sind die Angehörigen unserer Patienten mit jedem weiteren Tag und jeder Frage, die vom Kranken beantwortet wird, zunehmend erleichtert und voller Freude darüber, »dass er noch da ist« und keinen verzweifelten Eindruck macht. Und so etwas geht natürlich auch am Studienleiter nicht spurlos vorüber.

Die Patienten konnten also mit uns kommunizieren, sie konnten sich mitteilen, sie konnten dadurch etwas bewirken, eine Verbesserung ihrer körperlichen Situation etwa, wie im Falle der Patientin. Es schien nun keine Zweifel mehr daran zu geben: Der Wille eines Locked-in-Patienten mag zwar schwächer werden, aber er versiegt nicht. Warum sollte er auch? Denn bei diesen Menschen handelt es sich in der Regel um Erwachsene, deren Wille sich jahrzehntelang in ihr Gehirn eingegraben, sich neurologisch viel zu sehr in ihm stabilisiert hat, als dass er ohne weiteres gelöscht werden könnte. Bei einem Kleinkind wäre das anders, der Wille ist dort noch zu schwach eingespeichert, so dass er beim Sturz ins Locked-in tatsächlich versiegen würde. Doch beim erwachsenen Menschen bleibt er mehr oder weniger bestehen, und das hat nichts damit zu tun, dass der Homo sapiens metaphysisch mit einem unsterblichen Willen ausgerüstet wäre. Es ist vielmehr so, dass im Gehirn prinzipiell nichts verlorengeht, sondern immerzu modifiziert und umgeschrieben wird. Einmal da, immer da – und dies gilt erst recht für den Willen, der sich über viele Jahrzehnte entwickelt und zu einem Antreiber unseres Lebens gemausert hat. Man muss ihn allerdings aufspüren und locken, um ihn sichtbar zu machen. Und da ist natürlich die Umgebung der Kranken gefordert. Es bedarf hierzu eines großen Einfühlungsvermögens. Wenn die Angehörigen, Pfleger und Ärzte das nicht aufbringen und den Patienten abschreiben, bleibt er unerkannt.

Ohne Zuwendung geht nichts

Um in Kontakt mit fast oder komplett eingeschlossenen Patienten treten zu können, muss man zuallererst darauf achten, dass sie aufmerksam sind. Denn wenn sie dösen oder schlafen, kann man mit ihnen genauso wenig kommunizieren wie mit einem gesunden Menschen. Doch wann schläft ein Locked-in-Patient? Sein äußeres Erscheinungsbild verrät in dieser Hinsicht rein gar nichts, denn seine Augen sind geschlossen und der Körper verharrt regungslos, lediglich die Atemmaschine sorgt für ein wenig Bewegung, indem sie rhythmisch schnaufend den Sauerstoff durch ein Loch in der Luftröhre pumpt. Glücklicherweise vermag schon ein übliches EEG nähere Aufschlüsse über den Wachzustand dieser Patienten zu geben, und dabei zeigt sich: Der normale Tag-Nacht-Rhythmus ist bei ihnen oft außer Kraft, was ja auch naheliegt, weil er nicht mehr gebraucht wird. Stattdessen haben sie ein ziemlich chaotisches Schlafverhalten. Längere Ruhepausen wechseln ab mit kürzeren Perioden der erhöhten Aufmerksamkeit, die sich meistens nicht mit den unsrigen decken. So liegen die ergiebigen Wachphasen von Locked-in-Patienten oft zwischen drei und fünf Uhr morgens, was für den Forschungsbetrieb ein erhebliches Problem darstellt insofern, als dessen wissenschaftliche Mitarbeiter auch lieber tagsüber arbeiten und nachts im Bett liegen. Ganz zu schweigen davon, dass es für einen gesunden Menschen, selbst wenn er am Thema interessiert ist, eine eher ermüdende Tätigkeit darstellt, sich fortwährend auf Knopfdruck und Ja-Nein-Niveau, ohne Hilfe von Gestik, Mimik sowie gesprochenen oder geschriebenen Worten zu unterhalten. Wer mit einem Locked-in-Patienten kommunizieren will, muss sich auf ihn und seine besonderen Rhythmen und Formen des Mitteilens einlassen – und das ist nicht einfach.

Hier kommen die Angehörigen der betreffenden Patienten ins Spiel. Denn sie sind es letzten Endes, die das Fenster des Kranken zum Leben öffnen oder es für immer schließen. Die oben erwähnte Patientin hatte das Glück, dass ihr Ehemann niemals von ihrer Seite wich. Auch forderte er nie, dass man endlich das Experimentieren mit seiner Frau einstellen solle, sondern sah es als eine Chance, noch mit ihr in Kontakt treten zu können – und die wollte er nutzen, egal, um welche Art von Kontakt es sich handelte. Er lernte also, das BMI zu bedienen, um dann eigenständig mit seiner Frau kommunizieren zu können. Den meisten anderen Locked-in-Patienten wird diese Chance erst gar nicht geboten, weil sie vorher von ihren Ärzten und Angehörigen als hoffnungslose Fälle abgelegt worden sind, denen man nur noch einen würdevollen Abschied zugesteht – und wenn man sich nicht mit Locked-in-Patienten beschäftigt, wird ihre Situation tatsächlich hoffnungs- und perspektivlos, weil sie keinerlei positive Erlebnisse und keine Möglichkeit der Verständigung mehr haben. Die Prämisse, dass man das Leiden des Kranken nicht unnötig verlängern sollte, wird dann zu einer selbsterfüllenden Prophezeiung.

In einem anderen Fall half uns der Ehemann einer Patientin, ihre Aufmerksamkeit zu gewinnen. Die beiden waren viele Jahre verheiratet, und sie kannten einander, wie niemand anders sie kannte. Und so erregte er ihre Aufmerksamkeit – indem er ihre Brustwarzen stimulierte. Zudem konnte er an ihnen erkennen, wann seine Frau ansprechbar war. Er weckte sie also sanft, indem er ihre Brustwarzen stimulierte, und hatte ein sehr genaues Gespür dafür, wann sie wach und ansprechbar war. Keine unserer hochmodernen Apparaturen erreichte auch nur annähernd eine ähnliche Zuverlässigkeit. Viele Menschen empfinden solche erotischen Stimulus-Aktionen am hilflosen Patienten als befremdlich oder sogar als entsetzlich. Aber Berührungen sind Reize, die ein Komplettgelähmter noch empfangen kann, die ihm also ermöglichen, sich selbst und die Anwesenheit eines anderen zu spüren. Durch Streicheln können liebevolle Angehörige dem Patienten wohlige Gefühle bescheren, seine Bande zum Leben stärken, ihn in der Welt halten. Selbstverständlich sollte man sich sehr sicher sein, dass der Patient eine solche Berührung durch die sie ausführende Person auch wünscht und dass dabei die Intimität gewahrt bleibt – eine Frau würde die Stimulierung durch einen ihr fremden Pfleger oder Arzt wohl eher als Vergewaltigung empfinden und könnte vielleicht auch nicht die ihres Mannes genießen, wenn Pfleger und Ärzte dabei zusehen. Dies vorausgesetzt, empfehlen wir den meisten Angehörigen von Locked-ins, die Kranken zu liebkosen, zu streicheln und zu massieren. Denn ist es nicht weitaus entsetzlicher, wenn man völlig eingeschlossenen Menschen versagt, wieder einen Zugang zur Welt und zu ihrer eigenen Libido zu finden?

Die Rückkehr des Ariel Sharon

Selbst für Patienten im Wachkoma kann es noch eine Tür zum innerweltlichen Dasein geben. Sofern es nur jemanden gibt, der sich die Mühe macht, sie zu öffnen. Dies zeigt auf eindrucksvolle Weise das Beispiel von Ariel Sharon, der im Januar 2014 starb, nachdem er acht Jahre im Koma gelegen hatte.

Der israelische Ministerpräsident hatte im Dezember 2005 einen Schlaganfall erlitten, der mehrere Operationen am Gehirn notwendig machte. Die Großhirnrinde zeigte zwar im EEG noch Aktivität, doch sie hatte schwere Schäden davongetragen. Die behandelnden Ärzte gingen davon aus, dass der zu diesem Zeitpunkt 78-jährige Sharon nicht mehr aus seiner Bewusstlosigkeit herausfinden würde. Im April wurde er als Wachkoma-Patient ins Scheba-Krankenhaus nahe Tel Aviv verlegt. Er konnte zwar noch selbständig atmen, doch ansonsten ging nicht mehr viel. Sein Sohn Gilad notierte: »Er liegt in seinem Bett wie ein alter

Lehnsherr, der in einen tiefen Schlaf gefunden hat ... Wenn er aufwacht, hat sein Blick eine durchdringende Starrheit.« Ernährt wurde Vater Sharon über eine Sonde – und er zeigte keinerlei Reaktionen mehr auf seine Umwelt.

Die Ärzte rieten der Familie bereits Anfang 2006, ihr Oberhaupt sterben zu lassen. Ein Mediziner verstieg sich sogar zu der Behauptung: »Auf Basis seiner Computertomographie können wir eigentlich nur sagen: The game is over.« Doch die beiden Söhne bestanden darauf, Sharon am Leben zu erhalten. Er bekam jeden Tag Besuch von seinen Angehörigen, von seinen Söhnen, seinen Schwiegertöchtern und seinen Enkeln. Sie redeten mit ihm, streichelten ihn, hielten seine Hand oder palaverten auch nur untereinander und verzehrten dabei selbstgemachte Speisen, deren Geruch ihm in die Nase stieg, rasierten ihn und trugen sein Lieblings-Eau-de-Cologne auf, die Enkelkinder tobten herum und lachten, sangen ihm Lieder und spielten ihm auf ihren Instrumenten vor – jedenfalls war in dem Krankenzimmer den Tag über ziemlich viel Trubel. Irgendwann hatte dann Gilad den Eindruck, dass sein Vater ihn anschaute und sogar die Finger bewegte, wenn sein Sohn mit ihm sprach. Doch steckten dahinter vielleicht nur Einbildung und Wunschdenken, und weniger die Realität?

Anfang 2013 führten die Neurowissenschaftler Alon Friedman (Ben-Gurion-University) und Martin Monti (University of California) ein paar Tests mit dem berühmten Wachkoma-Patienten durch. Man spielte ihm beispielsweise die Stimmen seiner Söhne vor und verabreichte ihm unterschiedliche taktile Reize – und beobachtete dabei die Reaktionen seines Gehirns mittels Magnetresonanztomographie. Es zeigte sich: Sharon reagierte. Nicht immer, aber oft. Was natürlich nichts über seinen Bewusstseinszustand aussagte. Und auch nichts über die Perspektiven für die Zukunft. Aber es gab keine Zweifel, dass in Sharons Gehirn noch Erkenntnisleistungen abliefen, die ihm die Ärzte knapp sieben Jahre zuvor bereits für immer abgesprochen hatten.

Vielleicht hatte man seinerzeit die Computertomographie falsch eingeschätzt. Vielleicht hatte sich aber Sharons Gehirn auch wieder erholt, zumindest bis zu einem Grad, der trotz der enormen Schäden gerade noch möglich war. Denn bei all dem Trubel im Krankenzimmer bekam es ja nie die Chance zur kompletten Degeneration und zum endgültigen Abschied von der Welt. Immer wieder wurde es gefordert und mit Reizen konfrontiert, und da sich alles mehr oder weniger um Sharon drehte, konnte es auch beobachten, dass es noch Effekte gab. Unter solchen Bedingungen schaltet ein Gehirn in der Regel nicht einfach ab. Es versucht dann vielmehr, die noch vorhandenen Ressourcen zu nutzen, die Karte seiner enormen Plastizität zu spielen.

Dies bestätigen auch unsere Erfahrungen mit hundert Patienten, deren Zustand vorher als irreversibles Permanent-Koma diagnostiziert worden war. Wir fanden dreißig, die im Kernspin oder im EEG noch deutliche Reaktionen zeigten, wenn man mit ihnen solche kognitiven Tests wie bei Sharon durchführte. Unvergessen, wie ein Patient plötzlich die Augen öffnete und mich fragend ansah. Nach fünf Jahren, die er teilnahmslos im Bett gelegen hatte! Es handelte sich dabei um einen Patienten aus Israel, und er konnte nach dem Aufwachen sogar von seinem Leidensweg durch die deutschen Konzentrationslager erzählen. Seine Ärzte und Angehörigen hatten zuvor mehrmals gefordert, ihm die künstliche Ernährung abzustellen und Sterbehilfe zu leisten. Ihr Ansinnen

war jedoch abgelehnt worden, weil man in Israel aus religiö-
sen Gründen und wegen der leidvollen Erfahrungen im Dritten Reich besonders zurückhaltend in der Sterbehilfe ist. Für
den Patienten war das ein absolutes Glück. Denn es verhin-
derte, dass er vom angeblich irreversiblen Koma in einen Zustand befördert wurde, der dann wirklich irreversibel gewesen wäre.

4. Kein Fall für Sterbehilfe: Über die Lebensqualität von Wachkoma- und Locked-in-Patienten

Wer hat nicht schon von Curare gehört oder in Abenteuer- bzw. Kriminalgeschichten gelesen, dem berühmten Pfeilgift der Indianer, das seine Opfer in Puppen ohne eigenen Bewegungsimpuls verwandelt, ihre Muskeln lähmt und damit auch ihre Atmung, so dass sie schließlich ihr Leben aushauchen? Still und unspektakulär. Curare tötet, wie Alexander von Humboldt bei seiner Südamerikareise bemerkte, heimlicher als jede andere Droge, und der Mann neigte als Wissenschaftler nicht zu Übertreibungen. Mittlerweile weiß man, dass dieser Effekt auf eine Hemmung bestimmter Rezeptoren im Muskel- und Nervensystem zurückgeht, wodurch im wahrsten Sinne der Stecker für motorische Aktionen gezogen wird. Das Curare-Opfer kann also noch wahrnehmen, denken und urteilen, aber es kann sich nicht mehr bewegen. Gar nicht mehr, alles ist komplett gelähmt. Dieser Effekt hört sich grauenhaft an, ist für Wissenschaftler aber durchaus interessant. Einige Forscher – darunter auch ich – führten eine Selbst-Curarisierung durch. Dabei musste natürlich ein Anästhesist anwesend sein, um die Beatmung zu garantieren. Und unsere überraschende Erkenntnis: Wenn man volles Vertrauen zum Anästhesisten hat, erlebt man den Curare-Zustand als extreme Entspannung. Denn das Gift lähmt die Muskeln, die dadurch dem Gehirn keine Ängste mehr vermitteln können.

Der Curare-Skandal

Ende der 1960er Jahre erschütterte eine Nachricht aus den USA die Grundfesten der damaligen Psychologie. Demnach sollten das Erlernen von Verhalten und Denken auf der einen und die Steuerung von physiologischen Vorgängen wie Herzschlag und Magensaftausschüttung auf der anderen Seite nicht, wie man bisher glaubte, streng voneinander getrennt sein, sondern prinzipiell auf gleiche Weise funktionieren und damit auch ähnlich beinfluss- und steuerbar sein. Seinen Ursprung hatte diese revolutionäre Idee bei dem Verhaltensforscher Neal E. Miller von der Rockefeller University in New York.[8] Er hatte Ratten eben jenes Curare gespritzt, um jeden Einfluss von Bewegung und Motorik auf ihr Lernen auszuschalten. Dann wurden die Tiere systematisch für bestimmte Änderungen ihrer Körperfunktionen belohnt. Wenn etwa ihr Herzschlag aufgrund eines Signals anstieg, wurde das Belohnungszentrum in ihrem Gehirn mit einem elektrischen, als lustvoll empfundenen Reiz stimuliert. Mit der angeblichen Folge, dass sie lernten, ihren Herzschlag in Eigenregie hochzutreiben, ohne äußeren Stimulus, also nur aus der Hoffnung heraus, dass sie danach belohnt würden. Und das klappte offenbar auch bei anderen Körpervorgängen, wie etwa der Steigerung des Blutdrucks, der Nierendurchblutung und der Hirnwellenfrequenz. Oder man brachte den Tieren bei, ihre Durchblutung so zu regulieren, dass ein Ohr bläulich und das andere weißlich schimmerte. Sie wiesen also unterschiedlich gefärbte Ohren auf, und das nicht etwa, weil man sie ihnen angemalt oder sie mit einer Kopfseite unter den Infrarotstrahler gelegt hatte, sondern weil sie trotz ihrer Curare-Lähmung selbst dafür gesorgt und ihre Durchblutung entsprechend manipuliert hatten. Das erregte natürlich viel Aufsehen. Und weil Blutkreislauf und Nervensystem bei Ratten ähnlich aufgebaut sind wie beim Homo sapiens, konnte man durchaus den Schluss ziehen, dass auch der Mensch zu so etwas in der Lage ist. Dass er also seine Körpervorgänge auf die gleiche Weise kontrollieren kann, ohne dafür körperlich aktiv werden und ein bestimmtes Verhalten entwickeln zu müssen. Sondern dass es bereits reicht, wenn er es zum Ergattern einer Belohnung einfach nur *will*.

Diese Erkenntnisse waren eine Revolution. Viele Forscher, darunter auch ich, begannen zu träumen. Denn die Grenzen zwischen Medizin und Psychologie waren plötzlich verschwunden. Es sollte doch nur noch, so dachten wir, ein winziger Schritt dahin sein, dass man auch fehlgeleitete, krankhafte Körper- und Hirnvorgänge durch bloße Konzentration korrigieren kann. Gastritis? Kein Problem, denn man konnte sich ja nun darin üben, den Magen zu entspannen und weniger Salzsäure zu produzieren. Depressionen könnte jeder selbst therapieren, indem er einfach die willentliche Änderung jener Hirnwellenfrequenz trainiert, welche die depressiven Zustände verursacht. Selbst Krebszellen, so träumten wir, könnte man doch aushungern, indem wir den Menschen beibringen, sich darauf zu fokussieren, ihren Tumor von der Blutversorgung abzutrennen. Fast alle Krankheiten schienen fortan ohne Pharmazie, nur durch bloßes Lernen therapierbar zu sein. Wir pilgerten nach New York, unsere jungen Forscherseelen berauschten sich an dem lieblichen Duft der Omnipotenz, und Miller wurde für den Nobelpreis vorgeschlagen.

Doch die Ernüchterung folgte auf dem Fuße. Denn kein einziger Forscher konnte die Ergebnisse der Curare-Studie wiederholen. Als schließlich einer von Millers Assistenten Selbstmord beging, keimten Manipulationsverdächtigungen auf, die bis heute nicht ausgeräumt sind. Sollte alles nur ein großer Schwindel gewesen sein? Miller jedenfalls wurde von der Nobelpreisliste gestrichen und verlor seinen Job an der Rockefeller University, und unsere Träume platzten wie Seifenblasen.

Nichtsdestoweniger bekam ich damals einen wichtigen Denkimpuls, und ich bin noch heute stolz darauf, ein Schüler von Miller gewesen zu sein. Allerdings trug der Impuls ironischerweise erst dann Früchte, als ich eine Denkpause einlegen musste. Wir wollten mit unseren Locked-in-Patienten in Kontakt treten, die ja letzten Endes wie ein Curare-Opfer komplett gelähmt in ihren Betten lagen, und Millers Misserfolg hieß, dass wir eine andere Strategie, eine Alternative zum willentlichen Belohnungslernen entwickeln mussten. Denn warum sollten nahezu komplett gelähmte Menschen aktiv werden und mit uns kommunizieren, wo sie doch keinen Effekt mehr auslösen konnten? Wenn Ratten so etwas schon nicht machten, warum sollte es dann ausgerechnet ein Mensch tun, der über sein Handeln auch noch reflektieren kann? Die Lösung für dieses Problem könnte, so meine Überlegung, bei einem Klassiker der Verhaltensforschung zu finden sein. Nämlich dem legendären Iwan Pawlow.

Vom Reflex zum Willen

Der russische Physiologe hatte entdeckt, dass schon das Hören eines Klingeltons ausreichen konnte, um bei einem Hund den Speichelfluss in Gang zu setzen, wenn man eben diesen Ton vorher immer wieder mit dem Verabreichen von Futter kombiniert hatte. Pawlow erklärte dies durch das mehrmalige Zusammentreffen des Reizes mit der anschließenden Futtergabe. Irgendwann reicht dann schon der vormals neutrale Reiz, um die Speichelsekretion auszulösen: ein konditionierter Reflex. Wohlgemerkt: ein *Reflex*, und keine willentliche Handlung.

Wir beschlossen, uns diesen Mechanismus auch bei unseren Locked-in-Patienten zunutze zu machen. Indem wir sie also dort packten, wo sie eben nicht mehr überlegen und beschließen mussten, sondern spontan vorgehen konnten. Wir fragten sie beispielsweise: »Ist Paris die Hauptstadt von Frankreich?« Oder: »Ist Paris die Hauptstadt von Deutschland?« Oder auch: »Ist oben das Gegenteil von unten?« Solche Fragen kann man reflexhaft, ohne weiteres Nachdenken mit Ja oder Nein beantworten. Währenddessen schauten wir per Nahinfrarotspektroskopie, was dabei in ihrem Gehirn ablief, und per Computer wurde dann aus diesen Beobachtungen ein Muster herausgearbeitet, das man als Vergleichsgrundlage für spätere Untersuchungen heranziehen konnte. Oder anders ausgedrückt: Wir ließen den Computer lernen, welche Hirnaktivitäten die Patienten entwickelten, wenn sie mit Ja oder Nein antworteten (siehe Abbildung S. 72).

Im nächsten Schritt konfrontierten wir die Patienten mit Fragen, die sie nicht reflexhaft beantworten konnten. Wie etwa: »Wollen Sie Ihre Kinder sehen?« Und dann die zentrale Frage: »Wollen Sie sterben?« Der Computer ermittelte, ob sie darauf mit Ja oder Nein antworteten, und wir drehten dann die Fragen noch einmal um (»Wollen Sie leben?«, »Sollen Ihre Kinder Sie besser nicht besuchen kommen?«), um uns abzusichern. Die Kommunikation gelang, wir erhielten tatsächlich zuverlässige Antworten. Manchmal funktionierte es zwar nicht, doch insgesamt war klar zu erkennen: Locked-in war kein Zustand, der einen Abschied für immer bedeuten musste. Die betroffenen Menschen konnten durchaus noch kommunizieren, sofern man sie systematisch aus ihrem Gefängnis herausholte. Doch eine Frage war damit noch nicht geklärt, nämlich die nach dem Lebensglück, nach einem zufriedenen und erfüllten Dasein. Denn es mag ja eine willkommene Abwechslung sein, wenn man als Locked-in-Patient, eingesperrt in seinem Curare-Käfig, noch Kontakt mit der Welt aufnehmen kann. Doch reicht das aus, um glücklich zu sein?

Ist das noch Leben?

Versucht man, sich in die Situation eines Locked-in-Patienten hineinzuversetzen, erscheint sein Schicksal als grausam. Angenommen, Sie hatten einen Schlaganfall und man hat Sie gerade ins Krankenhaus gebracht. Sie liegen dann dort in einem abgeschlossenen Raum und starren an die Decke. Diese Decke wird in den folgenden Wochen und Monaten Ihr treuester Begleiter sein. Es kommen zwar immer wieder Freunde und Verwandte vorbei, doch von denen sind viele überfordert, so dass Sie am Ende froh sind, wenn sie wieder gegangen sind. Sie bleiben allein mit Ihren Gedanken. Und denken an den Sex, den Sie nicht mehr haben werden; an die leckere Rindsroulade Ihrer Mutter, die Sie nicht mehr essen werden; an das Feierabendbierchen, das Sie nicht mehr trinken werden. Was Ihnen real geblieben ist, ist das Krankenzimmer um Sie herum. Seelenlose Geräte statt dem fröhlichen Schwanzwedeln Ihres Hundes, und der Geruch von Desinfektionsmitteln anstelle Ihres Lieblingsparfüms.

Und kein Arzt, der versucht festzustellen, ob Sie noch etwas wahrnehmen können, denn solche Untersuchungen sind in Krankenhäusern in der Regel nicht vorgesehen. Wie Ihnen überhaupt das medizinische Personal nicht gerade weiterhilft. Denn es lässt sich in vier Klassen einteilen: die Routinierten, die teilnahmslos ihren Job erledigen; die zynischen Ignoranten, die Sie für einen Simulanten halten; die Groben und Rücksichtslosen, die davon ausgehen, dass Sie ohnehin nichts mehr spüren können; und schließlich die ernsthaft Interessierten, deren Bemühen einerseits wie Balsam für Sie ist, andererseits aber Ihren Wunsch nach normalen Gesprächen bis ins Unerträgliche steigert. Wie ein vollwertiges Mitglied der menschlichen Gemeinschaft fühlen Sie sich jedenfalls nicht mehr behandelt.

Vielleicht geht Ihnen ja durch den Kopf – und Ihnen geht sehr viel durch den Kopf in dieser Zeit, weil Sie ja sonst nichts tun können –, dass Sie noch Glück im Unglück haben. Denn es hätte Ihnen auch ergehen können wie dem Belgier Rom Houben. Bei ihm dauerte es 23 Jahre, bis man seinen Zustand als Locked-in erkannte! Bis dahin wurde er als Wachkoma-Patient behandelt, der von nichts und niemandem mehr etwas mitkriegt. Die allerwenigsten Menschen, die angeblich im Koma oder Wachkoma liegen und oft auch als »apallisch« bezeichnet werden, untersucht man so genau, wie Steve Laurey in Lüttich oder wir in Tübingen es tun. Allein das ist schon ein Skandal. Doch dieses Schicksal bleibt Ihnen glücklicherweise erspart, weil man Sie schon wenige Tage nach dem Schlaganfall ans EEG anschließt und mit sinnlosen Aussagen provoziert wie »Fingernägel wachsen auf Bäumen« und »Elefanten haben Flügel«, so dass Ihr an Logik gewohntes Großhirn voller Entrüstung elektronische Zornessalven abfeuert.

Doch so richtig trösten kann Sie die Geschichte von Rom Houben auch nicht. Denn selbst wenn man Sie korrekt diagnostiziert hat, bleibt Ihr Alltag reizarm und öde. Ganz zu schweigen davon, dass man Sie bereits darauf hingewiesen hat, dass Ihr Leben nie mehr so sein wird wie früher. Dass Sie ein Pflegefall bleiben werden. Auf ewig abhängig von der Hilfe anderer; eine Last für alle, die Sie lieben. Glück – das war gestern. Jetzt gibt es nur noch Agonie und Verzweiflung. Oder?

Lebenssinn jenseits von iPhone und Marathon

So oder so ähnlich malen sich die meisten gesunden Menschen den Zustand des Komplettgelähmtseins aus. Dass man dabei Zufriedenheit oder gar Glück empfinden kann, ist für sie unvorstellbar. Aber ist es deshalb auch unmöglich? Und wie ließe sich das in Erfahrung bringen? Soziologen und Psychologen haben ja entsprechende Tests entwickelt, in denen diverse »Glücksfaktoren« abgeklopft werden, um das Maß der individuellen Zufriedenheit im Alltag zu ermitteln. Darin werden Fragen gestellt wie »Hast du viele Freunde?«, »Gehst du gerne mit Freunden essen?«, »Gibt es Dinge am Leben, über die du dich freust?«, »Stehst du gerne morgens auf?« und »Hast du Spaß beim Sex?«. Die Antworten der Testpersonen werden nach einem Punktesystem bewertet, und die Punktesumme gibt dann Aufschluss über die Lebensqualität. Das funktioniert so ähnlich wie bei einem Intelligenztest und hat – sofern die Befragten nicht lügen – einen recht hohen Aussagewert.

Bei einem Locked-in-Patienten verfehlen jedoch viele dieser Fragen ihren Sinn, weil er sich ja gar nicht mehr bewegen kann. So vermag er zwar zu beantworten, ob er viele Freunde hat, doch weder zum Essen noch zum Essengehen ist er in der Lage. Geschlechtsverkehr hat er meistens auch nicht mehr, und selbst das allmorgendliche Aufstehen ist ihm verwehrt, weil er sich ja nicht mehr aus eigener Kraft aufrichten kann. Sein Gehirn wird dann nach einiger Zeit der völligen Lähmung das Bewegenwollen einstellen oder zumindest stark reduzieren, und dann haben Fragen, die mit Bewegung zu tun haben, für ihn nicht mehr die gleiche Bedeutung wie für einen gesunden Menschen.

Also haben wir einen neuen Fragebogen ohne Bewegungsbezug konzipiert, den gelähmte und nicht gelähmte Menschen in gleichem Maße beantworten können. Er umfasst Statements wie »Ich habe gute Freunde, auf die ich mich verlassen kann« und »Ich bin im Großen und Ganzen mit meinem Leben zufrieden«, die man bejahen oder verneinen kann. Die Antworten zeigten, dass die Lebensqualität beider Gruppen ungefähr ähnlich hoch ist. Bei einigen Gelähmten ist sie manchmal sogar deutlich höher, manchmal aber auch deutlich niedriger als bei Gesunden. Das hängt vom aktuellen Stadium ihrer Erkrankung ab. So fühlen sich etwa Patienten mit Amyotropher Lateralsklerose (ALS) zu Beginn ihrer Krankheit oft sehr unglücklich, sie plagen sich in dieser Phase häufig mit Suizidgedanken. Was einerseits daran liegt, dass der Abschied vom normalen Leben eines Bewegungsfähigen noch frisch und schmerzhaft präsent ist, und andererseits an der Angst vor dem, was kommen wird.

Wobei man diese Angst gerade bei ALS-kranken Ärzten findet. Vermutlich deshalb, weil ein Mediziner zwar genau darüber Bescheid weiß, wie die Muskellähmung in den körperlichen Verfall mündet, sich aber nie damit beschäftigt hat, wie man diesen Prozess psychisch bewältigen kann.

Denn die psychischen Bewältigungspotentiale sind gewaltig, weswegen viele ALS-Patienten im weiteren Verlauf ihrer Krankheit eine beachtliche Lebensqualität erlangen. Es kommt zwar noch einmal eine schwere Krise, wenn die Lungen zunehmend versagen, der Patient immer wieder Erstickungsnöte erlebt und am Ende maschinell und per Schlauch beatmet werden muss. Hier keimen dann möglicherweise erneut die Wünsche nach Sterbehilfe. Doch wenn auch diese Hürde überwunden ist, kann sich die Lebensqualität wieder auf hohem Niveau stabilisieren. Denn die Patienten haben gelernt, ihre Prioritäten ihrem körperlichen Zustand anzupassen und nicht mehr an den Prioritäten zu Zeiten der Bewegungsfähigkeit zu haften. Im weiteren Verlauf rücken das unmittelbare Zusammenleben und die sozialen Interaktionen immer mehr in den Fokus der Aufmerksamkeit, wohingegen die Freuden der Gesunden, wie etwa Ausgehen und Sport, verblassen. Die zentralen Bezugspersonen, in der Regel Familienangehörige, werden immer wichtiger, weshalb es von großer Bedeutung ist, dass diese den Kontakt nicht abbrechen. Komplett gelähmte Menschen können zwar keinen Marathon mehr laufen und auch nicht mehr mit den Fingern übers iPhone jagen, aber das Leben hält noch genug Momente des Glücks für sie bereit. Man »hört« dann Statements von ihnen wie »Ich freue mich immer, wenn mein Mann die Türe aufmacht« oder »Der Besuch meines Sohnes am Wochenende ist für mich die größte Freude«.

Es ist also durchaus möglich, als Schwerstgelähmter ein lebenswertes Leben zu führen, wenn man diesen Zustand erst einmal akzeptiert hat – und es ist sehr wahrscheinlich, dass es dazu kommt. Unsere Tests zeigen, dass sich die meisten Betroffenen sehr gut arrangieren und auf der Basis des Noch-für-sie-Möglichen eine neue Lebensqualität erreichen. Und unter ihnen sind viele, die dies, als sie noch gesund waren, kategorisch für sich ausgeschlossen hatten.

Glückssignale aus der Tiefe des Hirns

Nichtsdestoweniger wurden wir für unsere Befunde zur Lebensqualität teilweise scharf kritisiert. So kam der Vorwurf, dass die Patienten nur deshalb eine hohe Lebensqualität zu Protokoll gegeben hätten, um uns, also das Forscherteam, nicht zu enttäuschen. Denn wir und unsere Geräte wären ja sozusagen das Letzte, was ihnen noch von der Welt blieb, und damit wollten sie es sich nicht verscherzen. In Wirklichkeit würden die Schwerstgelähmten jedoch, so die Speerspitze dieser psychoanalytisch geprägten Kritik, sehr wohl Überdruss am Leben empfinden. Nur dass sie ihn eben – wenn auch meistens unbewusst, weil Ängste sich überwiegend aus dem Unbewussten speisen – verbergen, um nicht ihren letzten Kontakt zur Umwelt zu verlieren. Mit anderen Worten: Unsere Befunde zu ihrer Lebensqualität seien so viel wert wie das Geständnis eines Guantanamo-Gefangenen, das ihm unter Folter abgetrotzt wurde. Denn beide Aussagen entstünden nicht aus freiem Willen, sondern unter einem äußeren Zwang.

Wir verschwendeten keinen weiteren Gedanken daran,

warum jemand, der unheilbar krank ist, im Hinblick auf seine Lebensqualität mehr lügen sollte als jemand, der gesund ist und vergleichsweise mehr zu verlieren hat. Aber weil wir bezweifeln, dass man nur per psychoanalytischer Seelentiefenschau (Deduktion), ohne jemals mit schwerstgelähmten Menschen ernsthaft kommuniziert zu haben, über deren »wahre« Motive Bescheid wissen kann, gingen wir daran, die Lebensqualität unserer Patienten auf naturwissenschaftliche Weise zu erfassen.

Dazu verwendeten wir die Magnetresonanztomographie, weil man mit ihr die Durchblutungsveränderungen auch in den tiefen Regionen des Gehirns abbilden kann. Die Patienten wurden also in einer Kernspinröhre platziert und währenddessen mit Bildern (für die noch sehenden Probanden) und Tonfolgen (für die nur noch hörenden Probanden) konfrontiert, die bei ihnen positive oder negative Emotionen auslösen sollten. Bei einer Kontrollgruppe mit gesunden Testpersonen wurde ebenso verfahren. Die Angehörigen der Locked-in-Patienten waren zuvor gefragt worden, inwieweit den Kranken die emotionalen Inhalte der Bilder bzw. Tonfolgen zumutbar seien.

Das Bild- und Tonmaterial stammte aus dem »International affective picture system« (IAPS), das an der University of Florida von unseren Freunden Peter Lang und Margaret Bradley entwickelt worden ist. Es dient den Psychologen weltweit als Standardverfahren zum Auslösen und Erfassen emotionaler Reaktionen, und es finden sich darin Motive, die normalerweise jeden Menschen, unabhängig von seiner kulturellen Herkunft, mehr oder weniger intensiv berühren. Wie etwa ein Berg von Totenschädeln, entstellte Kinder oder Leichen mit abgerissenen Gliedmaßen, die beim Betrachter für Angst, Abscheu und Ekel sorgen. Oder auch nackte Frauen (für die Männer) und lachende Säuglinge (für die Frauen), um Lust und Freude auszulösen. Das IAPS besteht aus Hunderten Bildern, die mittlerweile an zig Menschen getestet und anhand einer Skala von eins bis zehn in ihrer emotionalen Wirksamkeit eingestuft sind. Für Probanden ohne visuelle Wahrnehmung gibt es entsprechende Tonfolgen, wie etwa Meeresrauschen und Kindergelächter oder Schmerzensschreie und kreischende Motorsägen.[9]

Als wir unseren Patienten und der gleichaltrigen, aber gesunden Kontrollgruppe die IAPS-Signale vorlegten bzw. vorspielten, zeigten sich im Kernspin bemerkenswerte Unterschiede. Die Locked-in-Probanden reagierten nämlich stärker auf positive Reize und schwächer auf negative Reize, wobei dieser Trend vor allem bei jenen Patienten ausgeprägt war, die schon länger krank und auf Beatmung angewiesen waren. Also keine Spur davon, dass sie aufgrund ihres körperlich schlechten Zustands nur noch schwach auf ihre Umwelt reagierten, und umgekehrt keine Spur davon, dass die heftigen IAPS-Signale sie, aufgrund ihres extrem ereignisarmen Lebens, schockierten und zu Überreaktionen führten, was ja auch denkbar gewesen wäre. Vielmehr machte diese hochgradig eingeschränkten Menschen das, was uns alle glücklich macht, noch glücklicher als uns, während sie das, was uns unglücklich macht, weitaus weniger beeindruckte als uns. Was unter dem Strich nichts anderes bedeutet, als dass ihre Lebensqualität höher ist als die unsrige.

Die Reaktionen auf die IAPS-Signale zeigen sich im Gehirnspin in unterschiedlichen Hirnsegmenten, je nachdem, welcher Signalweg eingeschlagen wird. So wirken Bilder mit freundlichen und fröhlichen Gesichtern vor allem auf den Gyrus supramarginalis, eine Windung der Großhirnrinde, die sich in beiden Hemisphären am Übergang von Scheitel-, Schläfen- und Hinterhauptlappen befindet. Wird dieses Areal aktiv, sendet es blockierende Signale an die Amygdala und andere Teile des neuronalen Gefahrensystems, mit der Folge, dass wir uns entspannen und ebenfalls ein freundliches Gesicht zeigen. Was für ein kommunikatives Wesen wie den Menschen ein sehr sinnvoller Mechanismus ist, um einen emotionalen Konsens zu schaffen. Und das gilt offenbar umso mehr, wenn er nur noch sehr eingeschränkt kommunizieren kann, weil dann den einzelnen kommunikativen Signalen eine größere Bedeutung zukommt.

Denn bei unseren Patienten zeigte der Gyrus supramarginalis beim Anblick positiv gestimmter Gesichter eine deutlich stärkere Reaktion als bei der gesunden Kontrollgruppe, ihr Gehirn schaltete also stärker auf positive Entspannung um. Sie zeigten der Welt besonders leichten Herzens ihr freundliches Gesicht – obwohl sie es ja, aufgrund des Versagens ihrer mimischen Muskulatur, eigentlich gar nicht mehr zeigen konnten.

Was erst recht die Frage aufwirft, warum ein Mensch, der kaum noch etwas ausrichten kann, nicht nur weiterhin auf die Umwelt reagiert, sondern ihr auch noch überdurchschnittlich positiv gegenüber eingestellt ist. Müsste sein Gehirn nicht vielmehr resignieren?

Wie man in den Wald hineinruft …

Für die Beantwortung dieser Frage befassten wir uns näher mit den konkreten Lebensumständen unserer Patienten. Es zeigte sich, dass besonders diejenigen eine große Lebensfreude empfanden, die in ihrer Umgebung gut aufgehoben waren, die also eine intakte Beziehung zu ihren Pflegern und ihren Angehörigen und Freunden hatten. Oder anders ausgedrückt: Wer als Locked-in-Patient von freundlichen, fürsorglichen und empathischen Menschen umgeben ist, dem geht es gut. Denn sein Gehirn ist ja letzten Endes nur ein Spiegel seiner Umwelt, so wie bei anderen Menschen auch. Wer den ganzen Tag über mit bösartigen Menschen zu tun hat, wird am Ende ein Gehirn haben, das wesentlich auf Bösartigkeit gepolt ist. Wer hingegen den ganzen Tag von kommunikativen und netten Menschen umgeben ist, dessen Gehirn wird am Ende auf freundliche Interaktion geeicht sein. Dies gilt für jeden Menschen, und für jemanden, der als Schwerstbehinderter essentiell auf die Hilfe anderer angewiesen ist und nur noch wenig kommuniziert, spielt es eine umso größere Rolle.

Die Stabilisierung oder sogar Steigerung der Lebensqualität lässt sich nicht nur bei Schlaganfällen, sondern auch bei anderen Erkrankungen beobachten, in denen das Gehirn die Kontrolle über die Bewegungen und andere wichtige funktionale Einheiten verliert, wie etwa bei ALS, Parkinson, Epilepsie, unfallbedingten Querschnittslähmungen und fortgeschrittener Demenz. Selbst bei körperlichen, oft ins Siechtum mündenden Erkrankungen wie etwa AIDS und Rheuma zeigen die Betroffenen – sofern man ihre Schmerzen in den Griff bekommt – oft eine beachtliche Lebensfreude, sie sind weit entfernt davon zu resignieren. Sieht man von manchen Krebsformen ab, deren Geschwüre das Gehirn hormonell oft so stark unter Beschuss nehmen, dass sich keine Stabilisierung der Psyche einstellen kann, gibt es praktisch keine Schwersterkrankung, die den Betroffenen nicht zu einer hohen Lebensqualität finden ließe. Nicht selten erwächst Menschen erst durch ihre Erkrankung die Kraft zu einschneidenden Veränderungen in ihrem Leben, indem sie etwa eine destruktive Beziehung beenden, ein frustrierendes Arbeitsverhältnis aufkündigen oder endlich die Reise machen, von der sie schon immer geträumt haben. Ist die Diagnose erst einmal verdaut und hat man sich an den veränderten Alltag gewöhnt, sind viele von ihnen getragen von einer großen Energie und Zuversicht. Wir reden also nicht von einer Handvoll, sondern von Millionen Menschen, deren Leben zwar aus Sicht eines Gesunden oft nicht mehr lebenswert erscheint, von ihnen selbst aber durchaus als lebenswert empfunden wird. Diese Erkenntnis sollte im Mittelpunkt stehen, wenn über Patientenverfügungen und Sterbehilfe diskutiert wird.

Patientenverfügungen:
Verführung zum Selbstmord

Patientenverfügungen fristeten lange Zeit ein Schattendasein. Es galt als tabu, sich um jenen »Fall der Fälle« Gedanken zu machen, was mit uns als Schwerkrankem, der sich nicht mehr mitteilen kann, zu geschehen hat. Doch diese Epoche ist vorbei. Seit die entsprechenden Gesetze etabliert wurden, darf nun auch in Deutschland jeder Bürger schriftlich fixieren, »ob er in bestimmte, zum Zeitpunkt der Festlegung noch nicht unmittelbar bevorstehende Untersuchungen seines Gesundheitszustands, Heilbehandlungen oder ärztliche Eingriffe einwilligt oder sie untersagt« (§1901a BGB). Mit der Folge, dass zwischen Flensburg und Konstanz – laut Schätzungen des Humanistischen Verbandes – bereits zwölf Millionen Patientenverfügungen kursieren. Von denen sind zwar nicht alle juristisch wasserdicht, doch der Trend ist klar: Der Bürger will frühzeitig selbst bestimmen, ob man ihn bei schwerer Krankheit, wenn er sich nicht mehr äußern kann, mit allen medizinischen Kräften am Leben erhält oder aber auf deren Einsatz verzichtet und ihn sterben lässt. Das klingt nach Fortschritt und freier Selbstbestimmung – bedeutet aber im Grunde genau das Gegenteil.

Denn was hat es mit freier Entscheidung zu tun, wenn ein 40-Jähriger bei voller Gesundheit eine Patientenverfügung verfasst, die dann dreißig Jahre später nur deshalb in Kraft tritt, weil er – beispielsweise als fortgeschrittener Alzheimer- oder ALS-Patient – keine Chance mehr hat, seine Verfügung zurückzunehmen, obwohl er eigentlich ganz zufrieden mit seinem Leben ist? Dabei müssen die Abstände zwischen der Verfügung und ihrem Inkrafttreten nicht einmal so weit auseinanderliegen, denn auch schwerkranke Menschen können in der Regel noch eine Patientenverfügung unterzeichnen.

So verfassen beispielsweise viele ALS-Patienten, weil sie wissen, dass sie als Locked-in enden werden, eine entsprechende Verfügung, nicht beatmet zu werden. Wenn dann ihre Atmung immer schwieriger und ihr Zustand immer quälender wird, pochen sie darauf, um ihr Leid zu beenden und die betreuenden Mediziner zu drängen, ihnen dabei zu helfen. In Tübingen weisen wir dieses Ansinnen in der Regel zurück. Nicht aus Unmenschlichkeit und Selbstherrlichkeit, sondern weil wir – im Unterschied zum Patienten – wissen, wie groß seine Chance ist, dass er noch eine hohe Lebensqualität haben wird. Weil sein Gehirn nämlich damit klarkommen wird, nur noch wenig Außenreize zu haben, und dafür diese Reize besonders intensiv und positiv erleben wird, sofern der Betreffende liebevoll betreut wird. Diesen Sachverhalt erklären wir unseren Patienten sehr genau und bitten sie, uns zu vertrauen und noch ein bisschen Geduld zu haben, um diesen Effekt selbst erleben zu können. Willigen sie ein, zerreißen wir mitunter das entsprechende Schriftstück.

Andererseits können sich unsere Patienten natürlich darauf verlassen, dass wir, sollte ihnen dann doch die Freude am Leben irreversibel verlorengegangen sein, für sie einstehen und ihre Wünsche befolgen – auch ohne eine vorformulierte Erklärung. Was allerdings bisher niemals vorkam.

Fußball und Skifahren bis zum Schluss

Wie falsch man mit einer Patientenverfügung liegen kann, zeigt einer der ersten Fälle, in denen es uns gelang, einen gelähmten ALS-Kranken mit Hilfe seines Gehirns zum Sprechen zu bringen. Er hieß Hans-Peter und hatte sich als Richter in Stuttgart den Ruf eines zuverlässigen Menschen erarbeitet, der sich an einmal gefasste Beschlüsse zu halten pflegte (siehe Abbildung S. 102). Nachdem er mit seiner vernichtenden ALS-Diagnose konfrontiert wurde, griff er zum Stift und setzte mit der ihm eigenen Akribie eine Patientenverfügung auf, die er in der Schublade seines Schreibtischs deponierte. Darin wurde mitgeteilt, dass er keine künstliche

Beatmung wünsche. Als ihm dann einige Monate später – er wurde noch zu Hause betreut – plötzlich die Luft ausging, rief die Pflegerin den Notarzt, der umgehend eine Beatmung einleitete. Gegen den Willen des Patienten, aber die entsprechende Verfügung lag ja unsichtbar im Schreibtisch, und Hans-Peter selbst konnte sich nicht mehr mitteilen.

Nachdem er in die Klinik eingeliefert worden war, hörte er von uns und dem Brain-Machine-Interface, also von der Möglichkeit, sich auch noch im nahezu vollständig gelähmten Zustand seiner Umwelt mitteilen zu können. Hans-Peter beschloss, diese Chance zu nutzen. Doch als die Kommunikation gelang und er mittels BMI sogar komplette Sätze diktieren konnte, erwähnte er seine Verfügung uns gegenüber mit keiner Silbe. Ganze acht Jahre lang blieb er nicht nur am Leben, sondern nahm auch mit Freude an ihm teil. Zu seinen Lieblingsaktivitäten gehörte in dieser Zeit das Anschauen von Fußballspielen und Ski-Abfahrtsrennen im Fernsehen. Er hatte diese Sportarten früher selbst betrieben, doch wir waren davon ausgegangen, dass bei einem komplett gelähmten Menschen das Interesse daran versiegen sollte, weil wegen der irreversiblen Inaktivität die entsprechenden Bewegungsmuster im Gehirn gelöscht würden. Der Stuttgarter Richter indes blieb seinen Lieblingssportarten treu.

Das Lächeln im starren Maskengesicht

Hans-Peter ließ überhaupt keine Zweifel daran, dass er sein Dasein als lebenswert empfand. Wir schauten uns Sportsendungen zusammen an, und er lud uns mittels einer von ihm per BMI diktierten Notiz sogar zu Partys ein, bei denen wir per Trichtersystem einen Schoppen Wein in seinen enteralen Ernährungsschlauch füllten. Wir hatten dabei alle den unbezwingbaren Eindruck, dass sein Gesicht einen glücklich-entspannten Ausdruck annahm. Was eigentlich aufgrund des muskulären Versagens nicht mehr möglich sein sollte und uns verblüffte. Die Gesichter von ALS-Patienten sind normalerweise starr wie eine Maske, wir mussten uns demnach, so resümierten wir nach etwas rationaler Überlegung, die Veränderung in Hans-Peters Mimik eingebildet haben.

Später begriffen wir allerdings, dass wir mit unserem ersten Eindruck vermutlich doch richtig gelegen hatten. Denn an der menschlichen Mimik sind auch Muskeln beteiligt, die – so wie die Muskeln, die durch Aufrichten der Haare zur Gänsehaut führen – nicht der motorischen Kontrolle im Gehirn unterliegen und dadurch bei einem komplett gelähmten Menschen noch funktionieren können. Und diese Muskelzüge werden bei einem ALS-Patienten mitunter auch in besonderem Maße sichtbar, gerade weil bei ihm die anderen, willentlich steuerbaren Muskeln erschlaffen und dadurch den Gesichtsausdruck nicht mehr dominieren können.

Neben ihrer Aktivierung jenseits der motorischen Kontrolle besteht eine Besonderheit der unwillkürlichen Mimikmuskeln darin, dass sie nicht nur am Ausdrücken von Empfindungen beteiligt sind, sondern umgekehrt auch daran, beim Gehirn Empfindungen zu initiieren oder zumindest zu verstärken. Nach dem Muster: Wer sichtbar lächelt, sorgt für Reize, die ihn auch innerlich lächeln lassen! Nicht umsonst raten einige Verhaltenstherapeuten ihren traurigen Patienten, ihr Gesicht irgendwie zum Strahlen zu bringen, weil sich das auch auf ihre Psyche niederschlägt. Wir müssen also davon ausgehen, dass Hans-Peter durch den Schoppen nicht nur besonders glücklich aussah, sondern auch besonders glücklich *war*. Später machten wir noch einmal ähnliche Erfahrungen bei einem peruanischen ALS-Patienten, dem seine Frau allerdings keinen Wein, sondern Whiskey in den Trichter füllte.

Ansonsten kommunizierte Hans-Peter natürlich weniger durch Mimik als durch das Brain-Machine-Interface, indem er also durch Aktivierung bestimmter Hirnareale spezifische Impulse erzeugte, die vom Computer in Wortsilben umgesetzt wurden (siehe Abbildung S. 102). Da er noch sehen konnte, vermochte er auf dem Computerbildschirm auch noch Buchstaben, Silben und Worte zu erkennen. Wollte er etwa einen bestimmten Buchstaben auswählen, musste er – was er zuvor gelernt und trainiert hatte – ein langsames Hirnpotential erzeugen. Gelang das, wurde die Buchstabenserie in der Mitte geteilt, und war dann der gewünschte Buchstabe unter den verbliebenen, musste er abermals ein langsames Hirnpotential erzeugen usw. Hans-Peter benutzte meistens sportliche Vorstellungen, um seine Hirnpotentiale zu steuern. Später lernte er sogar selbständig, das Brain-Machine-Interface anzuschalten, indem er auf dessen Ticken im Hintergrund mit einem bestimmten Hirnpotential reagierte.

Auf diese Weise konnte man durchaus Gespräche mit Hans-Peter führen, und nach einer gewissen Übung konnte er sogar Briefe verfassen. Von entscheidender Bedeutung für diesen Erfolg waren die Kontakte zu meiner Mitarbeiterin Andrea Kübler, die ihn fast täglich aufsuchte. Außerdem waren über Jahre hinweg immer die gleichen Pfleger bei ihm, so dass schwierige Situationen wie etwa ein Verstopfen der Luftröhre durch Schleim sofort erkannt und behoben wurden.

Hans-Peter war natürlich eine Sensation. Er war der erste Mensch, der direkt mit seiner Hirnaktivität kommunizierte. Seine Leistung wurde im Wissenschaftsmagazin *Nature* publiziert und gewürdigt.

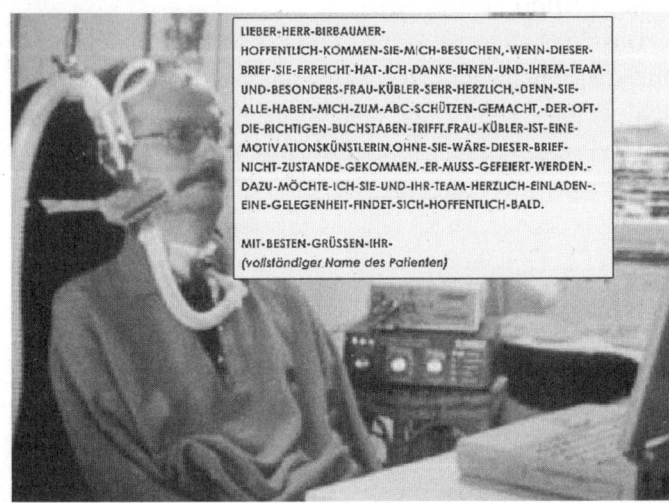

LIEBER-HERR-BIRBAUMER-
HOFFENTLICH-KOMMEN-SIE-MICH-BESUCHEN,-WENN-DIESER-
BRIEF-SIE-ERREICHT-HAT-.ICH-DANKE-IHNEN-UND-IHREM-TEAM-
UND-BESONDERS-FRAU-KÜBLER-SEHR-HERZLICH,-DENN-SIE-
ALLE-HABEN-MICH-ZUM-ABC-SCHÜTZEN-GEMACHT,-DER-OFT-
DIE-RICHTIGEN-BUCHSTABEN-TRIFFT.FRAU-KÜBLER-IST-EINE-
MOTIVATIONSKÜNSTLERIN,OHNE-SIE-WÄRE-DIESER-BRIEF-
NICHT-ZUSTANDE-GEKOMMEN.-ER-MUSS-GEFEIERT-WERDEN.-
DAZU-MÖCHTE-ICH-SIE-UND-IHR-TEAM-HERZLICH-EINLADEN-.
EINE-GELEGENHEIT-FINDET-SICH-HOFFENTLICH-BALD.

MIT-BESTEN-GRÜSSEN-IHR-
(vollständiger Name des Patienten)

Eingeschlossener Patient Hans-Peter Salzmann beim BMI-Training
Oben der erste Brief weltweit, der mit elektrischer Hirnaktivität geschrieben wurde: Der Patient lädt den Autor und seine Mitarbeiter zu einem Fest anlässlich seiner Leistung ein.

Patientenverfügungen und die Macht der Angst

Wir betreuten damals unsere Patienten noch bei sich zu Hause. Heute geschieht das vor allem im gut ausgestatteten Haus CERES in der Nähe Tübingens. Meist entwickelt sich im Laufe der Zeit ein freundschaftliches und vertrauensvolles Verhältnis zu unseren Patienten. So auch bei Hans-Peter.

Er erzählte mir eines Tages von seiner Verfügung, die immer noch in seinem Schreibtisch lag, und ich fragte ihn, ob er nicht froh sei, dass sie damals niemand entdeckt hatte. Seine Antwort: »Auch Richter dürfen mal irren.« Er hatte offenbar seine Selbstironie behalten.

Das Ende kam, als Andrea Kübler und ich verreist waren und uns nicht persönlich um ihn kümmern konnten. Eigentlich erschien uns sein Zustand stabil genug, so dass wir uns keine größeren Sorgen machten. Doch unser Patient bekam eine Lungenentzündung und wurde ins Krankenhaus eingeliefert, wo man ihn als halbtoten Koma-Fall behandelte, in den man keinen medizinischen und pflegerischen Aufwand mehr investieren wollte. Hans-Peter lag sich wund und starb binnen zwei Wochen, ohne dass noch irgendjemand ein Wort mit ihm gewechselt hätte.

Hans-Peters Tod ist durchaus typisch und keine Seltenheit, auch wenn keine Zahlen dazu existieren. Vor allem jüngere Ärzte können bei einem vollständig gelähmten Patienten oft keine Lebensqualität erkennen, sie denken – wie viele andere Menschen auch – eher daran, ihn »von seinem qualvollen Zustand zu erlösen«. Mit der Konsequenz, dass sie jegliche Begegnung und Beschäftigung mit ihm vermeiden. Objektiv überprüfen können sie dessen Zustand aufgrund mangelnder Ausbildung für derartige Patienten ohnehin nicht. Bedrohliche Infektionen und Atemprobleme werden ignoriert, und dies gilt nicht nur für die meisten Ärzte, sondern auch für die meisten Pfleger. Ihnen gemeinsam ist, dass sie fürs Heilen ausgebildet sind, obwohl es in heutiger Zeit immer öfter um chronische, unheilbare Erkrankungen geht, bei denen man nicht kurativ ansetzen kann, sondern sich stattdessen darum kümmern sollte, wie man dem Patienten trotz seiner Erkrankung eine gute Lebensqualität verschafft.

Hans-Peters Tod war ebenso überflüssig wie tragisch. Er würde uns heute nicht mehr passieren, weil wir jetzt darauf achten, über jede Änderung des Gesundheitszustandes unserer Patienten frühzeitig informiert zu werden. Damals blieb uns nur der Trost, dass Hans-Peter nach seiner Beatmung immerhin noch acht lebenswerte Jahre geblieben waren, die es nicht gegeben hätte, wenn man die Anweisungen in seiner Patientenverfügung befolgt hätte.

Nicht zuletzt wegen solcher Erfahrungen versuchen wir heute, uns mit jedem unserer ALS-Patienten darauf zu verständigen, dass wir mit dem Unterlassen lebenserhaltender Maßnahmen warten. Und zwar bis zu einem Jahr, nachdem er auf künstliche Beatmung eingestellt worden ist. Wenn er dann noch immer sterben will, kann er auf unsere Hilfe vertrauen. Was im Falle eines ALS-Patienten bedeutet, dass er Benzodiazepine und dosiertes Morphium bekommt, so dass er friedlich entschlummert. Das ist in vielen Ländern, auch in Deutschland, durchaus legal, wird aber nur in wenigen Kliniken, Arztpraxen und Pflegeheimen so praktiziert. Oft wird hier einfach nur das Atemgerät ab- oder die künstliche Ernährung eingestellt, was letzten Endes nichts anderes bedeutet, als dass der Kranke elendiglich erstickt oder verhungert, und das ist einfach nur unmenschlich brutal, unabhängig davon, in welchem Zustand sich der Patient befindet. Trotzdem geben viele Menschen in ihrer Verfügung – wie auch Hans-Peter es ursprünglich tat – ausdrücklich die Erlaubnis dazu. Vermutlich, weil sie das Schriftstück vor dem Unterschreiben nicht richtig verstanden haben.

Womit noch einmal deutlich wird, worin das prinzipielle

Problem der Patientenverfügung liegt: dass sie nämlich meistens in einem Zustand der Unkenntnis unterschrieben wird. Der Unterzeichner kann in diesem Moment noch nicht ahnen, wie es ihm später, wenn die Verfügung in Kraft treten soll, tatsächlich gehen wird. Genauso, wie er nicht abschätzen kann, wie es ist, als bewegungsloser Patient den Hunger- oder Erstickungstod zu sterben. Trotzdem lässt er sich vorgaukeln, dass es ein Akt autonomer Entscheidungsfreiheit ist, wenn er frühzeitig alle lebenserhaltenden Maßnahmen ablehnt. Was schon ein atemberaubender Trugschluss ist, eine Verwechslung von grenzenloser Freiheit und grenzenloser Dummheit. Denn Entscheidungsfreiheit ist erst dann gegeben, wenn man weiß, zwischen welchen Optionen man entscheiden kann, wenn man also die Alternativen zum Abstellen der Geräte kennt. Doch davon kann keine Rede sein! Die meisten von uns haben wohl schon einmal von regungslosen Schlaganfallpatienten gehört und vielleicht sogar mit eigenen Augen gesehen, dass sie ständig gepflegt werden müssen und ihre körperliche Autarkie verloren haben. Doch wer weiß schon, wie es tatsächlich in ihrem Kopf aussieht? Und wer hat schon ernsthaft in Betracht gezogen, dass diese Menschen möglicherweise glücklich sind und ihr Leben als erfüllend empfinden? Da klafft eine erhebliche Wissenslücke, die jeder Einzelne eigentlich erst einmal schließen müsste. Doch viele folgen lieber ihren spontanen Ängsten – und unterschreiben eine Verfügung, die ihnen später eher ein Fluch als ein Segen sein wird.

Was auch daran liegt, dass es bis heute sowohl in den Familien als auch in der Ärzteschaft nur wenige gibt, die davon wissen, dass man per BMI mit komplett gelähmten Patienten kommunizieren kann. Immerhin: Wenn in den mir bekannten Fällen die Krankenkassen um eine Kostenübernahme gebeten wurden, sind sie dieser Bitte auch nachgekommen. Diese Kosten belaufen sich derzeit auf etwa 30 000 Euro, sie sinken aber von Jahr zu Jahr. Die Industrie, vor allem in Deutschland, versucht bereits, drahtlose und erschwingliche BMI-Geräte zu entwickeln.

Leider gibt es aber bisher auf BMI ausgebildetes Personal nur bei mir, da müsste sich natürlich dringend etwas ändern. Und damit sind wir bei einem springenden Punkt: Alle Fortschritte im Bereich des BMI stehen und fallen letzten Endes damit, inwieweit Ärzte und Familien überhaupt *wollen*, dass der Locked-in-Patient mit ihnen kommuniziert und ins Leben zurückkehrt. Solange hier die Haltung dominiert, dass man ihn besser »abstellen« und »von seinem Leiden erlösen« sollte, werden die Fortschritte im Hinblick auf Technik, Durchführung und Kostensenkung des BMI nur stockend sein und möglicherweise sogar völlig zum Erliegen kommen. Und da hilft es auch nicht, wenn man seinen Blick aufs Ausland lenkt.

Noch mehr Angst durch Lockerung der Gesetze

Denn in anderen Ländern wie in Belgien, den Niederlanden, der Schweiz und einigen Bundestaaten der USA hat eine scheinliberale Gesetzgebung bereits dafür gesorgt, dass Euthanasie geradezu alltäglich geworden ist. Mitunter wird sogar bei Depressionen nach ihr verlangt. Es gibt Stimmen, die solche Zustände auch für Deutschland wünschen. Doch wir können nur davor warnen. Denn wir hegen die begründete Vermutung, dass eine Lockerung der Euthanasiegesetze letztendlich nur die negativen Erwartungen der Patienten

verstärkt, die sie im Hinblick auf ihre künftige Lebensqualität haben. Nach dem Muster: Wenn alle eine Lockerung der
Sterbehilfe fordern, kann ja die Alternative, wie etwa ein Leben als fortgeschrittener Alzheimer- oder Locked-in-Patient,
nur eine Katastrophe sein. In Deutschland hingegen, wo
man die Euthanasie unter dem nachhaltigen Eindruck des
Nationalsozialismus bislang relativ restriktiv handhabt, sehen die Betroffenen ihre Zukunft gar nicht so negativ. Als
wir bei ALS-Patienten die Sterbehilfe thematisierten, gaben
gerade mal drei von hundert an, sich ernsthaft damit beschäftigt und schon ihren Arzt danach gefragt zu haben –
und auch sie haben am Ende dann doch darauf verzichtet.
Offenbar war ihre Furcht vor der miserablen Lebensqualität
in der Zukunft nicht groß genug, um ihrem Leben ein Ende
setzen zu wollen.

Ängste leiten eben die Entscheidungen eines Menschen
weitaus öfter als seine rationale Einsicht. Sie sind, wie es
Nietzsche ausdrückte, »die Mutter der Moral«. Zur Zeit des
Philosophen kannte man so etwas wie eine Patientenverfügung noch gar nicht, und selbst vor 20 Jahren wollte sie
kaum jemand unterschreiben, weil die Angst vor dem Tod
größer war als die Angst vor Leiden und Autonomieverlust.
Hauptsache, man lebte. Das ist heute anders. Auch in
Deutschland, wo die Lockerung der Euthanasiegesetze, wie
sie in anderen Ländern stattfindet, immer mehr Spuren hin-
terlässt.

Im Januar 2013 veröffentlichte die Deutsche Krankenver-
sicherung (DKV) die Ergebnisse einer repräsentativen Um-
frage, wonach knapp 60 Prozent der 45-Jährigen lieber tot
als dement sein würden. Eine ähnliche Quote muss man
auch bei der Einstellung zur Locked-in-Problematik vermu-

ten, bei der es ja ebenfalls wesentlich um einen Verlust von Autonomie geht. Das hat nichts mit moralischem Fortschritt, wachsender Selbstverantwortung und erst recht nichts mit einer Zunahme an Wissen zu tun, sondern schlichtweg mit einer irrationalen Verlagerung der Angst. Und die speist sich wiederum daraus, dass man die Ressourcen und die Plastizität des Gehirns und damit auch seine Selbstheilungspotentiale gewaltig unterschätzt.

5. Hoffnung für Epileptiker und Schlaganfallpatienten: Die enormen Selbstheilungskräfte unseres Gehirns

Millionen Menschen sahen ihn als Partner von Ingrid Steeger in der Kultserie »Klimbim«, und viele werden auch seine Stimme kennen, weil er sie zum Synchronisieren des US-Schauspielers Robin Williams benutzte. Hingegen wissen nur wenige, dass er auch ein vielseitiger Musiker war und sechs Instrumente spielen konnte, darunter Cello, Klavier und Schlagzeug. Doch damit war es am 8. November 2005 vorbei – jenem Tag, an dem Peer Augustinski einen Schlaganfall erlitt.

In seiner rechten Hirnhälfte platzte eine Arterie, deren Blut sich ins Hirn ergoss und dort zahlreiche Nervenzellen zerstörte. Fortan war der damals 66-Jährige linksseitig gelähmt, das heißt, er konnte auf der linken Körperseite keine brauchbare Verknüpfung mehr zwischen Planen und Handeln aufbauen. Er konnte sich zwar noch vorstellen, seine linke Hand zu schließen, aber seine Muskeln versagten ihm den dafür notwendigen Dienst. Weil sie keine entsprechenden Nervensignale mehr erhielten.

Nachbarschaftshilfe unter der Schädeldecke

Ein Drittel der Schlaganfallpatienten erholt sich binnen eines Jahres von allein, was bereits für die enormen Selbstheilungskräfte des Gehirns spricht. Die »Strategie«, die dabei in der Regel angewandt wird: Jene Nervenzellen, die in unmittelbarer Nähe zum verletzten Hirnareal liegen, übernehmen die Aufgaben der Zellen, die beim Schlaganfall zerstört wurden. Das tun sie jedoch nur, wenn man sie quasi dazu zwingt. Wenn also jemand nach einem Schlaganfall nur noch humpeln kann, ist es am besten, wenn er trotzdem zu laufen versucht, weil dies die Zellverbände rund um das beschädigte Areal dazu drängt, für ihre zerstörten Kollegen in die Bresche zu springen. Bei Tätigkeiten wie dem Laufen geschieht das oft automatisch, weil die Menschen trotz ihres Hinkens und anderer Einschränkungen versuchen, sich wieder auf die Füße zu stellen und einen Schritt vor den anderen zu setzen, auch wenn es mühsam ist. Am Anfang sind sie noch staksig und unsicher, doch später wird ihr Gang immer stabiler und raumgreifender, bis er am Ende möglicherweise sogar annähernd so gut ist wie vor dem Schlaganfall.

Doch wenn Hände und Arme betroffen sind, sieht dies oft anders aus. Denn wenn hier die linke Seite nicht mehr funktioniert, hat man ja noch die rechte. Mit der Folge, dass man die gelähmte Extremität hängen lässt und stattdessen die gesunde einsetzt. Dadurch entfällt der Trainingsreiz auf die Zellen rund um die geschädigte Region, und die linke Hand bleibt dauerhaft gelähmt.

Dem kann man frühzeitig entgegenwirken, indem man dem Patienten die Möglichkeit nimmt, die gesunde Hand zu benutzen. Beispielsweise, indem man sie festbindet. Binnen eines Monats ist dann der Patient in der Regel wieder imstande, seine ursprünglich gelähmte Hand alltagstauglich einzusetzen. Vorausgesetzt, dass am Anfang des Trainings noch genügend Restsignale aus dem Gehirn in die gelähmte

Extremität gelangen. Sofern das nämlich nicht gegeben ist, kann man nicht trainieren, und wenn man nicht trainieren kann, kann man auch nichts ändern – und genau das war bei Peer Augustinski der Fall.

Neuronenlöcher sind nicht für ewig

Als der Schauspieler 2007 – er hatte durch seinen Arzt von unseren Versuchen mit Schlaganfallpatienten gehört – nach Tübingen kam, war seine linke Hand komplett gelähmt, und auch das Gehen fiel ihm schwer. Sein Wille hingegen hatte nicht gelitten, im Gegenteil: Er war hochmotiviert und zu allen Versuchen bereit. Wir trainierten mit ihm an unserem Magnetenzephalographen, dem MEG. Es handelt sich dabei um einen großen heliumgekühlten Tank, der wie eine Trockenhaube auf dem Kopf sitzt. Auf seiner Innenseite sind über 200 Sensoren angebracht, mit denen die magnetischen Signale aufgefangen werden, die das Gehirn beim Arbeiten produziert. Sie werden mittels einer supraleitenden Schaltung in elektronische Impulse umgewandelt, die im Vorraum der MEG-Kabine über einen Bildschirm flirren, so dass man sie sehen kann (siehe Abbildung S. 113).

Augustinski setzte sich also unter diese enzephalographische Trockenhaube, und bei ihm interessierten uns natürlich vor allem die Signale aus jener Hirnwindung, mit der er vor dem Schlaganfall seine linke Hand aktiviert hatte. Wir forderten ihn auf, die Finger eben genau dieser Hand zu bewegen. Aber er sollte nicht nur daran denken, wie er sie bewegt, sondern wirklich den Befehl aussenden, *dass* er sie bewegt. So wie er es früher zigtausend Mal im Alltag getan hatte. Über die Lücke zwischen seinem Befehlszentrum und seiner linken Hand sollte er nicht nachdenken, sie wurde von uns provisorisch geschlossen. Das heißt also, dass wir die Befehlssignale in seinem Gehirn über das MEG auffingen, sie in elektronische Signale umwandelten, die dann, sofern er die richtigen Hirnareale aktivierte, Plastikklemmen in Bewegung setzten, die wir an den Fingern seiner linken Hand befestigt hatten. Augustinski hatte sie zuvor scherzhaft als »Daumenschrauben« bezeichnet, doch tatsächlich waren sie genau das Gegenteil: Sie sorgten nämlich dafür, dass seine Finger – wenn auch mit Verzögerung – genauso bewegt wurden, wie er es im Gehirn beschlossen hatte. Er dachte also: »Ich bewege den Zeigefinger der linken Hand«, und der Finger bewegte sich entsprechend. Zwar nicht so schnell wie vor dem Schlaganfall, aber es reichte, um das Gehirn davon zu überzeugen, dass sein Befehl auch eine Wirkung hatte. Und wenn das Gehirn sieht, dass es etwas bewirken kann, entfaltet es bereitwillig seine enormen Lernpotentiale.

Augustinski absolvierte 20 Sitzungen bei uns. Danach war er zwar noch lange nicht geheilt, aber es gelang ihm nun auch ohne maschinelle Hilfe, die Finger der linken Hand zumindest ansatzweise wieder zu bewegen. Was dabei genau in seinem Gehirn passiert war, blieb ein Rätsel. Wir untersuchten es im Kernspin und entdeckten dabei einen Faserzug, der durch das zerstörte Hirnareal ging. Wir konnten nicht klären, ob er sich neu gebildet hatte oder aber vorher schon da gewesen und durch das Training nur dicker und für uns sichtbar geworden war. Möglicherweise hatte er auch gar nichts mit Augustinskis Genesungsfortschritten zu tun. Aber es schien so, als wäre es seinem Gehirn gelungen, eine Art neurologischen Bypass zu bauen. In jedem Falle aber hatte es gelernt, dass noch etwas ging, und damit waren die wesentlichen Voraussetzungen für ein weiteres Training geschaffen, und das absolvierte Peer Augustinski mit der ihm eigenen Disziplin und mit Hilfe unserer engagierten Physiotherapeutin Doris Brötz. Er kann heute wieder Auto fahren, Treppen steigen und mit der linken Hand ein Glas Wasser zum Mund führen. Im September 2011 ist er auch wieder auf die Bühne zurückgekehrt. Mit der Komödie »Alles auf Krankenschein«.

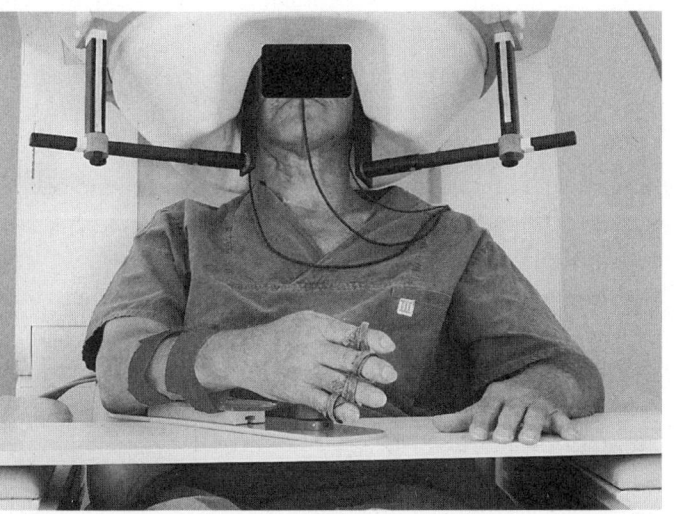

Brain-Machine-Interface (BMI) mit Magnetenzephalograph (MEG) für chronischen Schlaganfall
Die gelähmte Hand des Patienten ist fest mit einer Neuroprothese (Orthose) verbunden. Wenn er eine Bewegung der Hand denkt und im Gehirn den sogenannten sensomotorischen Rhythmus (SMR) des MEGs unterdrückt, öffnet oder schließt die Orthose seine Hand. Damit wird im Gehirn die assoziative Verbindung zwischen dem Bewegungsauftrag und der tatsächlichen Bewegung (dem Effekt des Bewegungsauftrages) wiederhergestellt. Das Elektroenzephalogramm (EEG)-BMI funktioniert ebenso, hat allerdings eine weniger genaue Auflösung, doch dafür ist es tragbar und preiswerter.

Trainieren statt Dimmen, Zielen statt Fluten – was dem Gehirn wirklich guttut

Der Schlaganfall gehört zu den großen Herausforderungen der Medizin. Allein in Deutschland werden etwa 200 000 Menschen jährlich von ihm heimgesucht, er ist die häufigste Ursache für eine schwere Behinderung. Nichtsdestoweniger hat es in der Therapie nur bedingte Fortschritte gegeben, weil man einen zu großen Schwerpunkt auf die pharmazeutische Behandlung setzt. So werden in jüngerer Zeit viele Patienten mit Antidepressiva behandelt, nicht nur, damit sie ihre plötzliche Behinderung besser ertragen können, sondern auch, weil diese Medikamente angeblich die Erholungsfähigkeit des Gehirns verbessern. Die entsprechende Studienlage dazu ist jedoch widersprüchlich. So hatten Antidepressiva in Studien an Schlaganfallpatienten oftmals bedenkliche Nebenwirkungen. Darunter auch Bewegungsunsicherheit, Verwirrung, Apathie und Zittern, was sich eher nach einer Verstärkung als nach einer Linderung der Schlaganfallsymptome anhört. Und einer US-amerikanischen Untersuchung aus dem Jahre 2009 zufolge hatten postklimakterische Frauen, die mit antidepressiven Serotonin-Wiederaufnahmehemmern behandelt wurden, sogar ein um 45 Prozent erhöhtes Schlaganfallrisiko. Was schon die Frage aufwirft, wie ausgerechnet jene Medikamente, die das Risiko für eine bestimmte Krankheit erhöhen, später dann bei der Therapie dieser Erkrankung helfen sollen.

Doch die Pharmabranche hat ja noch andere Pfeile im Köcher. So setzt man derzeit große Hoffnungen auf Medikamente, die mit hormonellen Nervenwachstumsfaktoren die Regeneration von geschädigtem Hirngewebe vorantreiben sollen. Prinzipiell kann dies funktionieren, doch das Problem bleibt, dass zwar durchaus neue Verbindungen im Gehirn entstehen, nicht aber gezielt *die* Verbindungen, die wirklich sinnvoll wären. Und wenn im Gehirn flächendeckend neu verschaltet wird, kann dies ähnlich katastrophal enden wie seinerzeit, als man glaubte, mit dem Implantieren von Dopaminzellen eine Antwort auf Parkinson gefunden zu haben. Die betreffenden Zellen uferten damals derart aus, dass die Patienten massive Tics entwickelten, mit denen sie kaum noch lebensfähig waren. Wer das Gehirn mit einem Medikament flutet, erreicht eben eher einen Rundumschlag mit diversen Kollateralschäden als einen gezielten Treffer gegen den eigentlichen Gegner.

Da ist es sinnvoller, die enorme Plastizität des Gehirns für seine Selbstheilung zu nutzen. Man muss nur dafür sorgen, dass die dazu notwendigen Impulse auf die richtigen Hirnareale treffen. Sofern dies gelingt, kann sich das Gehirn wie Münchhausen selbst aus dem Sumpf seiner Funktionseinschränkung herausziehen.

So ist Augustinskis Besserung durchaus repräsentativ. Wir untersuchten und behandelten 32 Schlaganfallpatienten, die keinerlei Restbewegung ihrer Arme und Finger zeigten und keinen Therapiefortschritt mehr aufwiesen. Wir wählten sie aus 700 Patienten nach folgenden Kriterien aus: Ihre Hand musste komplett bewegungslos sein, sie sollten weder depressiv noch völlig unaufmerksam sein und eine Person haben, die sie während der Behandlung begleiten und betreuen konnte, und sie mussten in der Nähe wohnen, damit man auch zu Hause üben könnte. In der Mehrzahl handelte es sich um ältere Menschen. Das Training war bei fast allen erfolgreich, natürlich bei jenen Patienten besonders, welche noch eine intakte Restverbindung von der Kommandozentrale ihres Gehirns zu ihren Händen besaßen. Sie alle konnten nach ihrem Training wieder ihre gelähmte Hand bewegen und in vielen Fällen auch für tägliche Verrichtungen (z. B. Zähne putzen, Löffel zum Mund führen) benutzen.[10]

Die Schwierigkeit in der Rehabilitation des Schlaganfalls besteht vor allem darin, dass die Patienten ausschließlich ihre gesunde Hand benutzen und ihre kranke ignorieren und vernachlässigen, da sie ja nicht zu gebrauchen ist. Dies bedeutet auf der Ebene ihres Gehirns, dass sie nur ihre gesunde Hirnhälfte aktivieren und die kranke vernachlässigen, wodurch jene wie ein unbenutzter Muskel schlichtweg verkümmert: Die noch vorhandenen Restverbindungen, welche den Schaden durch die Hirnblutung reparieren könnten, »schlafen ein«. In einem 20-stündigen BMI-Training werden diese vernachlässigten Hirnareale wieder geweckt, indem die Patienten ihre gelähmte Hand mit Hilfe der Neuroprothese bewegen.

In Zukunft werden wir die Hirnströme direkt aus den Zellen der Kommandozentrale des Gehirns mittels eingepflanzter Elektroden in die Prothese und die Muskeln leiten, um jeden einzelnen Finger gezielt bewegen zu können. Ein weiterer Vorteil dieser Art der Gehirn-Maschine-Prothese: Sie wird am Körper getragen, so dass der Patient sie auch zu Hause anwenden kann. Das verlängert das Training und erleichtert die Übertragung des Therapieerfolges auf die häusliche Umgebung.

Ich hoffe, dass diese BMI-Therapie bald Routine in Rehabilitationskliniken und -einrichtungen wird. Die Psychologen und Psychologinnen indes zeigen bisher kaum Neigungen, diese Methode in ihr Behandlungsrepertoire aufzunehmen. Die Technik- und Biologiefeindlichkeit in dieser Berufsgruppe ist groß, obwohl sie eigentlich, aufgrund ihrer Ausbildung, die wirksamen Lernvorgänge am besten fördern könnte. Über die Ursachen dieser Haltung soll an dieser Stelle nicht weiter diskutiert werden. Meine Hoffnung bezüglich BMI ruht eher auf Physiotherapeuten, Sportlehrern und anderen in der Rehabilitation tätigen nichtakademischen Berufsgruppen.

Auch Epilepsie ist kein Schicksal

Schädelbrüche, Schlaganfälle, Vergiftungen, Gehirnentzündungen, Tumore – ihre potentiellen Ursachen lesen sich wie das große Panoptikum der medizinischen Katastrophen, und deswegen kommen sie öfter vor, als viele denken: Allein in Deutschland leiden etwa 800 000 Menschen an Epilepsie. Der Leidensdruck und die Ängste der Betroffenen sind enorm. Nicht nur, weil sie durch ihre wiederholten Krämpfe immer wieder, im wahrsten Sinne des Wortes, aus der Bahn geworfen werden und eine fortwährende Angst vor neuen Anfällen und damit einhergehenden Verletzungen haben. Sondern auch, weil ihre Mitmenschen oftmals nicht mit ihnen umzugehen wissen. Der unter Epilepsie leidende Fjodor Dostojewski schrieb: »Bei vielen weckt der Anblick eines Menschen im epileptischen Zustand ein entschiedenes und unerträgliches Grauen, das sogar etwas Mystisches an sich hat.« Daran hat sich bis heute nichts geändert. Genauso, wie sich nichts daran geändert hat, dass jeder Anfall dem Gehirn den Stecker zieht. Denn der Stoffwechsel kann den ungeheuren Energiebedarf beim epileptischen Anfall nicht decken, viele Zellen verhungern und sterben. In der Folge kommt es zu nachhaltigen Schäden: Die kognitive Entwicklung epileptischer Kinder ist oft verzögert, und erwachsene Epileptiker leiden häufig unter geistigem Verfall. Nicht umsonst nannte Dostojewski seinen stark autobiographisch eingefärbten Roman über den Fürsten Myschkin einfach nur *Der Idiot*.

Gründe genug also, bei dieser Erkrankung nach erfolgversprechenden Therapien zu suchen. Tatsache ist jedoch, dass man hier, wie bei der Einschätzung der Krankheit von Seiten der Öffentlichkeit, eher auf der Stelle tritt: Man vertraut hartnäckig auf Operationen und Medikamente, die in einem Drittel der Fälle wirkungslos verpuffen. Dabei bieten sich gerade für diese Erkrankung andere, effektivere und nebenwirkungsärmere Verfahren an, weil sich die neuronalen Aktivitäten nirgendwo so deutlich als Elektrizität niederschlagen wie bei der Epilepsie – und dies eröffnet enorme Möglichkeiten für die Selbstkontrolle des Gehirns.

Einer meiner besten Freunde und Arbeitskollegen, der italienische Neuroanatom Valentino Braitenberg, sprach bei der Epilepsie vom »kurzen Weg vom Einfall zum Anfall«, und er meinte damit, dass es ein Kontinuum gibt, das von der normalen Erregbarkeit bis zu den elektronischen Salven des epileptischen Anfalls führt. Dostojewski beschrieb, wie die Erregungsphase sein Gehirn bzw. das von Fürst Myschkin »mitten in allem Kummer, aller seelischen Finsternis und Niedergeschlagenheit« für eine Weile »auflodern« ließ: »Ich fühle in mir und in der Welt eine vollständige Harmonie, und dieses Gefühl ist so stark und so süß, dass man für einige Sekunden dieser Seligkeit zehn Jahre seines Lebens, ja, meinetwegen das ganze Leben hingeben könnte.« Das Selbstbewusstsein, so der eigentlich melancholische Schriftsteller weiter, würde in diesen Momenten »beinahe verzehnfacht«.

Heute bezeichnet man diese Phase als »Aura«, und in ihr können Epileptiker wie Dostojewski eine geradezu euphorische Kreativität entfalten. Es ist daher tatsächlich nur ein kleiner Schritt vom innovativen Einfall zum Anfall, dessen vernichtende Kraft dann aber alles mit sich fortreißt. »Krämpfe und Zuckungen erfassen den ganzen Körper und alle Gesichtszüge«, so Dostojewski in seinem Roman. »Ein schauerlicher Aufschrei, den man sich gar nicht vorstellen kann und der sich mit nichts vergleichen lässt, entringt sich der Brust; in diesem Aufschrei scheint plötzlich alles Menschliche zu verschwinden.«

Zurück zur Selbstkontrolle

Die Aura vor dem epileptischen Anfall stellt man sich am besten so vor, dass die Neuronen immer mehr elektrische Ladung aufbauen, bis es schließlich zu viel wird und über den Krampfanfall eine gewaltige, den betreffenden Menschen überwältigende Entladung erfolgt. Prinzipiell müsste es also möglich sein, diesen finalen Zustand zu vermeiden oder zumindest abzumildern, indem man im Gehirn die dahin führende Aufladung verhindert. Früher schafften dies viele Epilepsiepatienten von allein, sie entwickelten Strategien, wie sie ihre Aura gestalten, also zurückdrängen, auflösen bzw. ihr entgegensteuern konnten. Sie ballten beispielsweise ihre Faust, schnüffelten an einem Parfümfläschchen oder drückten mit dem Finger auf ihre Oberlippe, oder sie suchten die mentale Entspannung, dachten an irgendetwas, das ihr Gehirn zur Ruhe brachte.

Man geht davon aus, dass etwa 60 Prozent der Epileptiker mit diesen Maßnahmen arbeiten und zu einer Linderung ihrer Anfälle beitragen könnten. Tatsache ist jedoch, dass heute nur noch die wenigsten dieses Potential nutzen. Denn mit dem Aufkommen der Psychopharmaka und Antiepileptika in den 1920er Jahren wurde eine Generalberuhigung über das Gehirn verhängt, so dass die Aura verlorenging – und damit auch die Möglichkeit, sich auf den nahenden Anfall vorzubereiten. Ziel war, den Epileptiker zu stabilisieren, was auch mittlerweile in zwei Drittel der Fälle tatsächlich gelingt. Ein Drittel der Patienten ist sogar nahezu anfallsfrei. Doch es kommt auch zu Konzentrationsschwächen und einer Verlangsamung der Reaktionen – und zu einer flächendeckenden Dämpfung des Gehirns, so dass der Kranke keine Chance mehr hat, sich halbwegs planvoll auf seine verbleibenden Anfälle vorzubereiten. Denn er merkt ja gar nicht mehr, wenn sie kommen.

Eine fragwürdige Strategie. Nicht nur, weil der therapeutische Effekt bei einem Drittel der Patienten ausbleibt. Sondern auch, weil sie dem Epileptiker die Möglichkeit nimmt, aus eigener Kraft mit seiner Krankheit klarzukommen. Er legt sein Schicksal in die Hände von Medizin und Pharmazie und erlebt dadurch einen doppelten Kontrollverlust: nämlich erstens durch die übermächtige Gewalt seiner Anfälle und zweitens dadurch, dass er selbst keinen Einfluss mehr auf seine Krankheit nehmen kann.

Auch wer die Pharmakotherapie als Segen empfindet, weil sie seine Anfälle dämpft, muss mit lebensverkürzenden Nebenwirkungen rechnen, beispielsweise in Form von Nie-

ren- und Leberschäden. Eine nebenwirkungsfreie Lernthe-
rapie wäre daher eine sinnvolle Ergänzung der Pharmakotherapie, um die Dosierung der Antiepileptika zu reduzieren,
ohne neue Anfälle zu provozieren. Deshalb beschritten wir
den Weg »back to the roots«. Wir wollten dem Patienten seine Aura wiederbringen und ihm dann noch ein paar schlag-
kräftige Techniken mit auf den Weg geben, durch die er sich
effektiv auf seine nahenden Anfälle vorbereiten kann, um
diese zu mildern oder bestenfalls ganz zu verhindern.

Als Versuchsgruppe wählten wir naheliegenderweise jene
Patienten, die auf keine Pharmakotherapie ansprachen. Ihre
Gehirne waren teilweise schon schwer beschädigt, die kognitiven Defizite unübersehbar. Wir verbanden sie mit dem
EEG und teilten ihnen dann per Computerbildschirm mit,
auf welchem elektrischen Niveau sich ihr Gehirn befand.
Den Erwachsenen zeigten wir dazu eine farbige Rakete, die
von links nach rechts flog. Leuchtete sie grün, war alles in
Ordnung. Wechselte sie zu Rot, bedeutete dies, dass die Neuronen massiv feuerten und sich ein epileptischer Anfall an-
bahnte – und genau den sollten die Probanden verhindern,
indem sie durch Steuerung ihrer Hirnaktivitäten von Rot auf
Grün zurückschalteten. Das Ziel: Auch wenn im Laboratorium Anfälle nur selten auftreten, müssen Epileptiker die
Übererregungen ihres Gehirns, die auch ohne Anfälle vorhanden sind, kontrollieren lernen. Diese Übererregungen
werden in der EEG-Kurve sichtbar und können somit dem
Patienten in einfach fasslicher Form als Rückmeldung dargeboten werden.

Die epileptischen Kinder sahen auf dem Monitor ein
Männchen, das auf einem fremden Planeten ausgesetzt war
und versuchen sollte, auf ein nahes Raumschiff zu gelangen.

Das glückte jedoch nur, wenn das Kind die Erregungspotentiale in seinem Gehirn reduzierte. Allein mit der Kraft seiner Gedanken. Und so schnell wie möglich, denn manchmal dauert eine Aura nur wenige Sekunden. Wir behandelten vor allem Kinder ab acht Jahren, deren Eltern und Ärzte zu der Auffassung gekommen waren, dass die Nebenwirkungen der Medikamente schädlich für die Entwicklung des jungen Patienten seien.

Etwa zwei Drittel unserer Patienten mit unbehandelbaren Anfällen lernten, wie sie ihr Gehirn beruhigen konnten. Alter, Intelligenz und Geschlecht spielten dabei keine Rolle, sondern vor allem Geduld und Ausdauer, also die Disziplin, 30 bis 50 Übungsstunden durchzuhalten, bevor es zu einer spürbaren Wirkung kommt. Ein Drittel der erwachsenen Probanden erlebte sogar keinen einzigen Anfall mehr. Das ist bei einer chronischen Erkrankung ohne Heilungsaussicht ein großer Erfolg. An den Untersuchungen hatten fünfzig Patienten mit schwersten Epilepsien teilgenommen.

Es war ein mühsamer Weg, weil sie ja auch erlernen mussten, wie sie ihr Gehirn jenseits unseres Labors einjustieren konnten. Dazu gingen wir anfangs mit unseren Geräten zu ihnen nach Hause, aber letzten Endes musste es ohne uns funktionieren. Überall, also bei der Arbeit und im Restaurant, beim Fernsehen und Sex, und natürlich erst recht am Steuer ihres Autos. Sie mussten dafür das, was sie sich in unserem Labor als Denk- und Beruhigungsstrategie gegen die Anfälle ausgearbeitet hatten, auf den Alltag übertragen. Ein schwieriger Transfer, der gerade einen Epileptiker, dessen Gehirn schon stark geschädigt ist, leicht überfordert. Es zeigte sich jedoch, dass jeder Dritte von ihnen noch lernte, sein Denken so umzustrukturieren, dass der nächste Anfall ausbleibt. Der

Abfall der kognitiven Fähigkeiten bedeutet also nicht automatisch, dass auch Plastizität und Selbstkorrekturfähigkeit des Gehirns verlorengehen.

Trotz dieser Erfolgsgeschichte des Neurofeedbacks, die man übrigens auch in Fachzeitschriften der Epilepsieforschung wie *Epilepsia* beschreibt, wird diese Methode gerade bei den schwersten Fällen, die es dringend benötigen, nicht oder nur sehr selten angewandt. Die Gründe dafür sind vielfältig und unterschiedlich und gelten für fast alle Lerntherapien, die in diesem Buch beschrieben werden. Ein Hauptgrund sind mangelnde Kenntnisse verwandter Wissenschaftsbereiche, also mangelnde Interdisziplinarität. Obwohl man seit Jahrzehnten in der Medizin und den Gesundheitswissenschaften gebetsmühlenartig die Notwendigkeit der Interdisziplinarität anmahnt, wird sie nicht praktiziert. Im Gegenteil, die Spezialisierung steigt mit dem allgemeinen Wissenszuwachs. Der Arzt und Neurologe hat gelernt, dass körperliche Erkrankungen körperliche, also medizinische (meist pharmakologische) Therapien benötigen. Der Psychologe lernt, dass seelische Störungen des Verhaltens geistige, und damit soziale und psychologische Behandlungen benötigen. Diese simple Logik klingt bestechend, ist aber falsch. Sie dient vor allem dazu, Disziplin- und Berufsstandesgrenzen künstlich aufrechtzuerhalten. Dabei sprechen viele körperliche Erkrankungen des Nervensystems wie die Epilepsie häufig besser auf lernpsychologische Eingriffe an, während geistige und seelische Störungen besser auf organmedizinische Therapien reagieren (z. B. die Schizophrenien auf Medikamente oder die Depressionen auf Elektrokrampftherapie). Die Grenzen zwischen körperlichen und seelisch-sozialen Ursachen sind fließend und meist nur schwer zu ziehen.

Trotzdem kann sich der Neurologe meist nicht vorstellen, dass eine derart schwere Hirnerkrankung wie die Epilepsie durch Lernen zu beseitigen ist, wie sich auch der Psychologe nicht vorstellen kann, dass er mit psychologischer Arbeit wie Verhaltenstherapie und Biofeedback einen organischen Defekt im Gehirn oder Körper dauerhaft positiv beeinflussen kann. Die Krankenkassen denken ähnlich, wobei sie natürlich auch die berechtigte Angst haben, dass pseudowissenschaftliche Psychotechniken die Kosten unnötig in die Höhe treiben könnten. Daher bezahlen sie generell nicht, was nicht in das herkömmliche organmedizinische oder psychotherapeutische Denkschema passt – und diese Ablehnung trifft dann zwangsläufig auch das Neurofeedback.

Bei knapp einer Million Epileptikern in Deutschland sind etwa 200 000 Patienten von dieser Ignoranz und Therapieabstinenz betroffen, nämlich jene besonders schweren Fälle, bei denen Medikamente nicht wirken. Viele schwerstkranke Epileptiker, darunter viele Kinder, nehmen weiter wirkungslose, aber körperlich und geistig einschränkende Medikamente. All das müsste nicht sein, wenn die einzelnen therapeutischen Berufsstände mehr über den eigenen Tellerrand schauen und sich um das wirklich Wichtige kümmern würden: nämlich das Wohl ihrer Patienten.

Auch halbe Hirne funktionieren

Mittlerweile weiß wohl jeder, dass unter unserer Schädeldecke zwei Hirnhälften ihre Arbeit verrichten: die Hemisphären. Während jedoch die linke Niere dieselbe Funktion hat wie ihr Pendant gegenüber und auch der linke Lungenflügel genauso wie der rechte mit dem Atmen beschäftigt ist, sollen die beiden Hirnhälften angeblich mit sehr unterschiedlichen Aufgaben betraut sein. So gehört es zum allgemeinen Credo, dass Sprache, Logik und Kalkül links beheimatet sind, während Kreativität und Emotionalität eher rechts verortet werden. Mittlerweile kann man sich auch schon in diversen Tests versuchen, um herauszufinden, ob man eher links- oder rechtsgesteuert ist, und wer mit dem Ergebnis hadert, kann gleich noch in speziellen Trainingsverfahren versuchen, sich hemisphärisch umzupolen. Wobei die Erfahrung zeigt, dass die meisten Leute gerne rechtsgesteuert wären, weil Kreativität und Emotionalität heute genialer und attraktiver klingen als Logik und Kalkül.

In der Hirnforschung gilt dieses Hemisphärenmodell freilich als überholt. Hier geht man vielmehr davon aus, dass die Hirnhälften zwar unterschiedliche Informationsverarbeitungsmethoden entlang dem obigen Schema aufweisen, diese aber nur Schwerpunkte oder Präferenzen und eben keine exklusiven Zuständigkeiten widerspiegeln. Gerade nichtsprachliche Funktionen sind meistens beidseitig angelegt, und selbst für die Sprache kann man nicht nur links, sondern auch rechts Hirnaktivitäten finden. Und in einigen Fällen kann die eine Seite sogar komplett die Aufgaben der anderen übernehmen.

Wie etwa bei einem zehnjährigen Mädchen, von dem 2009 ein Forscherteam unter Lars Muckli, der mittlerweile an der Universität Glasgow arbeitet, berichtete.[11] Die Eltern hatten ihre Tochter im Alter von dreieinhalb Jahren wegen epileptischer Anfälle zum Arzt gebracht, und dabei hatte sich herausgestellt, dass ihre rechte Hirnhälfte fast komplett verkümmert war. Im rechten Schädelbereich war nichts weiter als ein Hohlraum, gefüllt mit mehr oder weniger funktionsloser Rückenmarksflüssigkeit. Offenbar hatte das Gehirn auf dieser Seite schon ziemlich früh in der Schwangerschaft mit dem Wachsen aufgehört.

Dennoch hat sich das Mädchen entwickelt wie andere Mädchen auch. Es kann auch ganz normal sehen – und das ist schon sehr erstaunlich. Denn der Verlust einer Hemisphäre führt eigentlich zum Ausfall des gegenüberliegenden Gesichtsfeldes. Wenn also links im Gehirn nichts ist, kann man auf dem rechten Auge nicht sehen, und umgekehrt. Doch das Gehirn hält sich nicht unbedingt an diese Regeln.

Kernspin-Untersuchungen und diverse Wahrnehmungstests ergaben: Die linke Hemisphäre des Mädchens hat praktisch die komplette Seharbeit übernommen. Was deutlich macht, dass es im Gehirn nicht nur starre Verschaltungen gibt, sondern auch einen Mechanismus, der die Organisation der Nervenzellen aufeinander abstimmt. Das heißt: Die Arbeitsfelder im Gehirn sind nicht statisch, sondern sie werden ständig mit den Aufgaben verglichen, die sie tatsächlich zu bewältigen haben, und schließlich entsprechend angepasst. Auf diese Weise können dann auch Hirnbereiche Aufgaben übernehmen, für die sie gar nicht vorgesehen sind.

Holländische Forscher berichteten 2002 von einem siebenjährigen Mädchen, dem die komplette linke Hirnhälfte fehlte. Es konnte deshalb seine rechte Körperhälfte nur eingeschränkt kontrollieren, und auch sein Sichtfeld war, anders als beim oben geschilderten Fall, nicht komplett. Doch dafür konnte das Mädchen etwas anderes. Nämlich zwei Sprachen: Türkisch und Holländisch. Und eigentlich hätte es, weil das Sprachzentrum links beheimatet ist, nicht einmal eine davon richtig sprechen dürfen. Doch auch hier hat-

te offenbar die intakte Hemisphäre eine Aufgabe der gegenüberliegenden Seite komplett übernommen.

Bleibt festzuhalten, dass solche Anpassungsleistungen
nur dann funktionieren, wenn die Strukturen des Gehirns
dies noch zulassen. Was natürlich in jungen Jahren stärker
gegeben ist als später, im Falle des Mädchens ohne rechte
Hemisphäre erfolgte die Umschichtung ja sogar schon im
Mutterleib. Dies bedeutet aber nicht, dass mit fortgeschritte-
nem Alter die Hirnplastizität nicht auch noch verblüffende
Korrekturleistungen vollbringen könnte.

Die Fachzeitschrift *Lancet* berichtete 2007 von einem
44-jährigen Familienvater, der mit einer leichten linksseiti-
gen Beinschwäche ins Krankenhaus kam.[12] Die Ärzte untersuchten daraufhin sein Gehirn – und entdeckten ein großes
schwarzes Loch mit Flüssigkeit, wo eigentlich funktionstüch-
tige Neuronen sein sollten. Insgesamt hatte der Mann ungefähr nur halb so viel Hirnmasse wie andere Menschen seines
Alters. Man hatte bei ihm schon in der Kindheit einen Wasserkopf diagnostiziert, der dann die Hirnsubstanz immer
wieder an den Schädelrand drängte und natürlich auch ihr
Wachstum einschränkte. Nichtsdestoweniger hatte der
Mann nicht nur einen Job im öffentlichen Dienst, sondern
auch eine Frau und zwei Kinder. Und nachdem ihm die Ärzte
per Drainage einen Druckausgleich unter der Schädeldecke
verschafft hatten, konnte er auch wieder normal laufen.

Ähnlich spektakulär ist der Fall des US-Amerikaners Terry Wallis. Er fiel 1984 nach einem Autounfall ins Koma, und
fortan verharrte er in einem minimalen Bewusstseinszustand, der lediglich ein gelegentliches Kopfnicken und
Brummen zuließ. Eine Untersuchung per Hirn-MRT machte
keine Hoffnung, dass er jemals erwachen würde. Nach neun

Jahren begann er jedoch wieder, die ersten Worte zu artikulieren. Sie waren noch nicht sinnvoll verknüpft, aber immerhin. Die Ärzte untersuchten daraufhin Terrys Gehirn noch einmal, und dabei stellten sie fest, dass sich in seiner Großhirnrinde neue Nervenfasern gebildet hatten, um ausgefallene Areale wie einen Bypass zu umkurven. Außerdem war sein Precuneus wieder aktiv, und er wurde immer aktiver. Dieses seitlich an der Großhirnrinde gelegene Areal braucht man für das Umgebungs- und Selbstbewusstsein, und seine Wiederbelebung deutete darauf hin, dass der Patient auf dem Weg zurück ins Leben war. Und tatsächlich: 2003, also insgesamt 19 Jahre nach seinem Eintritt ins Koma, konnte er wieder normal sprechen und auch wieder Arme und Beine bewegen.

Von da an zeigten sich im MRT noch deutlichere Veränderungen, vor allem die Faserbildung im Kleinhirn schien fast zu explodieren. Die motorischen Fähigkeiten von Terry wurden immer besser, nur das Laufen sollte er nie wieder richtig erlernen. Aber ansonsten kann er heute wie alle anderen am Alltag und sozialen Leben teilnehmen. Den Umstand, dass er sich an die 19 im Koma verbrachten Jahre seines Lebens nicht erinnern kann, und auch die neuen Fakten, dass seine Frau mittlerweile mit einem anderen Mann drei Kinder hat und seine Tochter als Stripperin arbeitet, hat er akzeptiert. Möglich, dass ihm diese psychische Widerstandsfähigkeit, diese Resilienz dabei geholfen hat, sich aus seinem hoffnungslosen Zustand zu befreien. Wir wissen es nicht. Wie wir überhaupt bis heute nicht wissen, was eigentlich geschehen muss, damit ein Patient nach vielen Jahren aus seinem Koma erwacht.

Was wir aber mehr und mehr begreifen: Das Gehirn kann

sich selbst von schwersten Schäden wieder erholen, in dem es sich quasi »neu erschafft«, neu strukturiert und neue Verschaltungen etabliert. Das gelingt zwar nicht immer gleich gut, doch die Potentiale sind größer, als weithin vermutet wird. Wir müssen also keine Angst haben, dass sich unser Gehirn und damit auch unser Ich ohne weiteres von uns verabschiedet.

Ganz zu schweigen davon, dass auch die Angst ein Problem ist, für das es im Gehirn eine Lösung gibt.

6. Brutale Konfrontation:
Wie man Ängste und Depressionen ohne Pillen in den Griff bekommen kann

Die meisten Spinnen sind harmlos. Selbst der Großteil der berüchtigten Vogelspinnen ist ungefährlich, und die in Europa beheimateten Arten schaffen es nicht einmal, mit ihrem Biss die menschliche Haut zu durchdringen. Einzig der Ammen-Dornfinger kann im einen oder anderen Fall weh tun, doch schlimmer als bei Bienen- oder Wespenstichen wird es auch bei ihm nicht, und von denen unterscheidet sich sein Biss auch noch dadurch, dass er nur sehr selten zu Allergien führt. Ganz zu schweigen davon, dass kaum jemand dieser seltenen, scheuen und nachtaktiven Spinnenart überhaupt begegnet. Wir halten also fest: In unseren Breiten gibt es eigentlich keinen Grund zur Spinnenangst. Autos und Zigaretten, ja selbst Toaster sind viel gefährlicher für uns.

Dennoch leiden bis zu zehn Prozent der Bevölkerung hierzulande an der Arachnophobie, der Spinnenangst. In neun von zehn Fällen handelt es sich um eine Frau. Doch warum existiert diese Angst, wo doch Spinnen so harmlos sind? Einige Psychologen argumentieren, dass eine Angst umso stärker und häufiger auftritt, je weiter ein Tier oder Gegenstand vom menschlichen Erscheinungsbild abweicht. Doch das tun Stichlinge und Laubfrösche auch, ohne dass sich jemand vor ihnen fürchtet. Ein anderes Argument geht dahin, dass die unvorhersehbare Fortbewegungsweise der

Achtfüßer für Schrecken sorgt. Und ihre Fähigkeit, plötzlich wie aus dem Nichts aufzutauchen. Doch die meisten Arachnophobikerinnen schreien schon, wenn sie nur eine Spinne in ihrem Netz sehen, das unbeweglich und für jeden sichtbar am Brückenpfeiler hängt. Tun sie das, weil irgendwann einmal in der Evolution ins »Ur-Wissen« des Homo sapiens einprogrammiert wurde, dass generell jedes krustige Krabbeltier gefährlich sein könnte? Denn immerhin sterben in Afrika und Asien jährlich Tausende Menschen an Skorpionbissen. Doch tatsächlich ist dort die Spinnenphobie viel seltener als bei uns, wo es überhaupt keine gefährlichen Skorpione gibt. Warum sollte sich also ausgerechnet bei uns die Evolution den Luxus einer Angst erlauben, deren Objekt es hierzulande gar nicht gibt und vermutlich in vergangenen Zeiten der Menschheitsgeschichte auch nie gegeben hat? Und warum hat sie überwiegend Frauen mit diesem Luxus »gesegnet«, obwohl diese den Achtfüßern keineswegs öfter begegnen, als es Männer tun?

Eine Angst vor Autos und Atomkraftwerken würde für uns viel sinnvoller sein, doch wenn man den Menschen in Industrienationen entsprechende Bilder vorlegt, bleiben sie in der Regel emotional ruhig: Ihr Thalamus etwa, ein evolutionär sehr alter und für die Weiterleitung von bedrohlichen Reizen ans Großhirn zuständiger Teil des Zwischenhirns, zeigt keine nennenswerte Reaktion. Vermutlich, weil solche modernen Gefahrenherde noch nicht existierten, als sich dieser urtümliche Bereich des Gehirns entwickelte, und weil gerade für Autos gilt, dass wir uns an sie als selbstverständlichen Teil unseres Alltags gewöhnt haben und entsprechend abgestumpft sind. Bei Spinnen sieht das jedoch anders aus. Nicht nur Spinnenphobikerinnen zeigen hier oft eine schnelle und heftige Reaktion, bevor überhaupt die Wahrnehmung des Objekts bewusst geworden ist. Aber deshalb bleibt diese Angst genauso sinnlos wie der Zwang, sich täglich dreißigmal die Hände zu waschen – aus Panik, sich mit irgendetwas zu infizieren. Genauso wie es sinnlos war, dass Pablo Picasso seine Familie – einschließlich der zwei wirbeligen Grundschulkinder – vor jedem Ausflug dazu zwang, sich in einem Raum zusammenzusetzen und eine Minute lang zu schweigen, weil sonst etwas Schlimmes passieren könnte.

Selbst posttraumatische Störungen (PTSD), beispielsweise infolge eines Unfalls, eines Kriegsereignisses, einer schweren Erkrankung oder eines Verbrechens, mögen zwar nachvollziehbar sein, aber sinnvoll sind sie nicht. Wenn jemand nach einem Fahrradunfall nie mehr auf den Drahtesel steigt oder aufgrund seiner Kriegserlebnisse panisch reagiert, wenn er Sirenen- oder Flugzeuggeräusche hört, können wir das verstehen, aber solche Verhaltensweisen nützen weder uns noch dem Betroffenen. Es ist sinnvoll, wenn man vor einem anstürmenden, mit den Zähnen fletschenden Hund wegläuft; aber wer in Friedenszeiten in den Keller flüchtet, weil er einen Feuerwehralarm hört – und das, obwohl er sogar weiß, dass seine Reaktion übertrieben ist! –, hat ein Problem. Und eigentlich ist es ein Kommunikationsproblem.

Denn wir können einer Arachnophobikerin hundert Mal erzählen, dass Spinnen völlig harmlos sind, und sie selbst kann es sich hundertmal erzählen – doch ihre Angst wird trotzdem bleiben. Das überlebende Opfer eines Konzentrationslagers kann sich hundertmal vergegenwärtigen, dass es nicht mehr mit Folter und Hinrichtung rechnen muss, doch es wird in seinen Nächten trotzdem weiter davon träumen

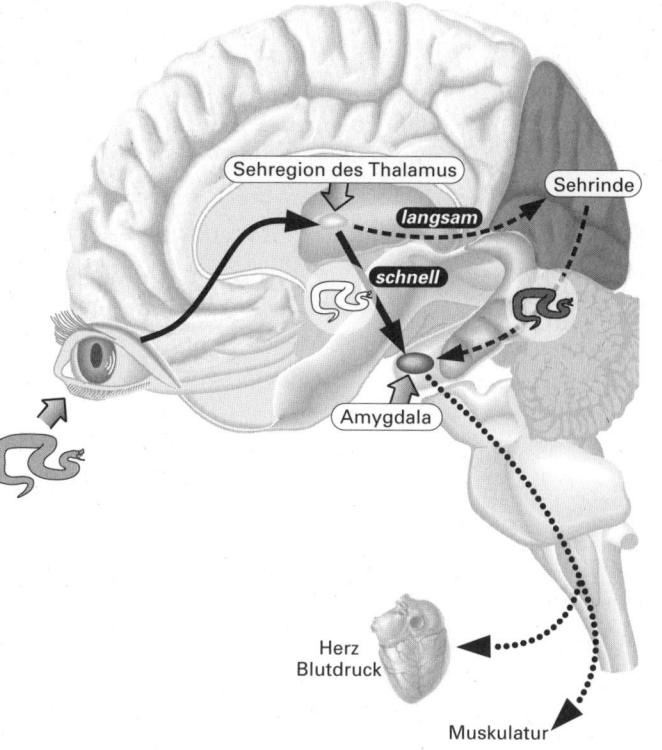

Entstehung von Furcht, Angst und Vermeidung im Gehirn

Am Beispiel des Anblicks einer gefährlichen Schlange wird der Verlauf der Nervenerregungen vom Auge ins Gehirn und den Körper vereinfacht dargestellt. Zunächst erreicht der Sehinhalt in wenigen Millisekunden das Zwischenhirn (Pfeil vom Auge ins Gehirn), vor allem den Thalamus, der eine erste unbewusste Vorverarbeitung einleitet und eine Grobkopie des Wahrnehmungsinhaltes »Schlange« an die Amygdala weitergibt (dicker schwarzer Pfeil), welche die für Verteidigung-Aggression oder Vermeidung-Flucht zuständigen Körperregionen (Muskulatur, kardiovaskuläres System, unten links) aktiviert (gepunktete Pfeile). Diese Körpererregungen werden an das Großhirn rückgemeldet (hier der Übersichtlichkeit halber nicht dargestellt), und ein wenig später (nach ca. 200 Millisekunden) werden auch die Sehrinde des Großhirns (gestrichelter Pfeil vom Thalamus) und die ihr angeschlossenen Gedächtnisregionen aktiviert, nun erst werden die Angst und ihre Ursache bewusst (gestrichelter Pfeil zur Amygdala).

und panisch reagieren, wenn es entsprechende Kinofilme sieht. Denn das Kardinalproblem der Angststörungen ist, dass der Betroffene, oder vielmehr sein Bewusstsein und Wille, keinen Zugriff auf die tieferen Gehirnareale hat, aus denen die Angst gespeist wird (siehe Abbildung S. 133). Der Zugriff wurde durch Schwächung der anatomischen Verbindungen zwischen den Hirnzellen unterbrochen. Also sozusagen ein Kommunikationsproblem unter Nachbarn, die eigentlich unter der Schädeldecke an einem Strang ziehen sollten, es aber – aus verschiedenen Gründen – nicht mehr tun. Doch das muss nicht so bleiben.

Freuds Angst-Erkenntnis – und seine falschen Folgerungen daraus

Wenn man den größten gemeinsamen Nenner finden will, um den sich die Gehirnarbeit dreht – und das ist bei einem solch komplexen Organ nicht einfach –, dann ist es der Effekt. Das Gehirn *will* auslösen, anstoßen, in Bewegung setzen, ohne Ziel. Es will Belohnung ergattern, sich gute Gefühle verschaffen, es will Dopamine und Amphetamine. Funktioniert das nicht, werden die Areale, die keinen Effekt mehr erzielen und nicht mehr gebraucht werden, überschrieben und verkümmern schließlich. Wer als Kind ein paar Jahre lang Französisch an der Schule lernte, dann aber nie wieder darauf angewiesen war, wird diese Sprache als 50-Jähriger kaum noch benutzen können. Vielleicht wird er nach wie vor das eine oder andere Wort verstehen, aber er wird nur mit großer Mühe ganze Sätze bilden können. Bei den Locked-in-Patienten haben wir in furchtbarer Eindringlichkeit gesehen, welche zentrale Rolle der erwartete Effekt in der Hirnarbeit spielt. Diese Menschen haben keinen Zugriff mehr auf ihren Körper, sie können also gar nichts mehr für sich oder andere bewirken, und daher droht ihr Gehirn in unendlicher Gleichgültigkeit und Interesselosigkeit zu versinken. Es sei denn, man kann es davon überzeugen, dass »noch etwas geht«, dass es noch Effekte erzielen kann. Dann freilich sind wiederum Dinge möglich, die man vorher für ausgeschlossen hielt, wie etwa, dass ein völlig gelähmter Mensch mittels seiner eigenen Hirnströme ganze Briefe schreibt.

Bei Angststörungen haben wir gewissermaßen das umgekehrte Problem. Nehmen wir beispielsweise einen Menschen, der im Krieg traumatisiert wurde und heute, obwohl der Krieg vorbei ist, immer noch schreiend aus seiner Wohnung in den Keller stürmt, wenn er eine Sirene hört. Eine total unangemessene Handlungsweise, die keinen sinnvollen Effekt erzielt. Im Gegenteil: Es ist kein Krieg mehr, und andere Menschen reagieren befremdet, wenn man ohne Grund brüllend durchs Haus läuft. Ganz zu schweigen davon, dass der Betreffende in dieser Zeit hilflos ist, weil er völlig in seiner Fluchtaktion gefangen ist.

Von daher müsste diese Angst eigentlich gelöscht werden, weil sie ja keinen nachvollziehbaren Effekt hat. Doch genau das passiert gerade nicht. Weil eben doch noch ein starker Effekt da ist! Kein nachvollziehbarer zwar, aber letzten Endes eine positive Konsequenz und damit ein positiver Effekt. Denn der betreffende Mensch hat zwar keine Kontrolle über die Sinnlosigkeit seiner panischen Handlung, aber er empfindet durch sein Flucht- und Vermeidungsverhalten eine Erleichterung von seiner tief verankerten Angst. Er »weiß« zwar kognitiv, dass dies sinnlos ist; er kann sich das hundertmal selbst vorsagen, und er schämt sich mitunter, wenn er gerade wieder in den Keller gerannt ist. Aber dieses Wissen sitzt isoliert in den oberen Großhirnregionen fest, es kommt nicht unten im Gehirn an, dort, wo die Angst regiert. Was bleibt, ist der unmittelbare Effekt, dass die Angst durch die umgehend eingeleitete Fluchtreaktion gemildert wird, und das reicht, um sie aufrechtzuerhalten.

Hinzu kommt, dass durch das Erlebnis des Traumas und seiner erfolgreichen Vermeidung in der dadurch ausgelösten Flucht die Aktivierung und Erregung der emotionalen Furchtregionen in der Tiefe des Gehirns stark zunehmen und damit auch die Hemmung auf andere Hirnteile. Die Verbindungen zwischen den übertrainierten Angstarealen und den angsthemmenden Regionen wird zwar verstärkt, aber eben nur in eine Richtung: vom Furchtsystem zum regulierenden System. Die umgekehrte Richtung hingegen verkümmert.

Schon der italienische Dichter Dante betonte in seiner *Göttlichen Komödie*, wie stark Ängste aus dem emotionalen Unbewussten gespeist werden. Für Sigmund Freud wurde diese Erkenntnis zu einem zentralen Element seiner Psychoanalyse. Doch er zog die falschen therapeutischen Schlüsse aus ihr, indem er alles Unbewusste auf Erinnerungen an frühe sexuelle Erfahrungen oder die Eltern-Kind-Beziehung herunterbrach. Und indem er glaubte, dass man eine Angst oder ein Trauma in therapeutischen Gesprächen »wegreden« könnte. Doch gerade das funktioniert bei unbewussten Vorgängen nur ausgesprochen selten. Es kann zwar passieren, dass im Verlauf eines solchen Gesprächs eine Angst gelöscht wird – aber meistens verstärkt sie sich. Sie schwächt sich nur dann ab, wenn beim Reden die emotionalen Vorstellungen in der Tiefe des Gehirns genauso heftig aktiviert werden, wie es bei dem traumatischen Ereignis der Fall war, und der gefürchtete Effekt nicht auftritt. Das Gehirn muss unmittelbar lernen, die Angst auch ohne Flucht zu überwinden, weil es nichts gibt, vor dem es fliehen müsste. Wenn also etwa der Kriegstraumatiker in heller Aufregung aus der psychotherapeutischen Praxis rennt, dann aber sofort erlebt, dass überhaupt keine Gefahr herrscht und er zurückkehren kann, könnte dieses Erlebnis – vor allem, wenn es sich mehrmals wiederholt – den extrem gut gespeicherten Angstmechanismus in seinem Gehirn überschreiben. Doch im Gespräch lassen sich solche Extremsituationen nur schwer erzeugen. Wenn überhaupt, dann geschieht es meistens zufällig – und das hat dann nichts mit systematischer Therapie und Wissenschaft zu tun.

Eine Perspektive bietet demgegenüber die Konfrontationstherapie, und zwar eine »Konfrontation mit gegebener Fluchtunmöglichkeit«. Das klingt zwar absurd, weil eine Unmöglichkeit ja eher etwas ist, das nicht gegeben ist. Aber es erschließt sich, wenn man sich entsprechende Beispiele anschaut.

Konfrontation statt Konversation

Das Schicksal nimmt mitunter Umwege, die an eine Vorsehung glauben lassen, selbst wenn es nur eine atemberaubende Kaskade von Zufällen ist. So auch bei Horst, einem meiner Patienten, der später ein guter Freund wurde. Von Beruf war er Juwelier, und dabei ist ihm nie etwas passiert. Dafür auf der Autobahn umso mehr. Denn Horst hatte fünf Autounfälle hintereinander, und alle geschahen nach dem gleichen

Muster: Er wollte einen LKW überholen, und dann scherte plötzlich dessen Anhänger aus und kollidierte mit seinem Wagen. Jedes Mal krachte es, und das Auto des Juweliers überschlug sich. Und das nicht nur einmal, sondern fünfmal hintereinander, binnen weniger Jahre, und zweimal ging der Wagen sogar in Flammen auf! Nach dem letzten Unfall sprang Horst aus dem Fenster des Krankenhauses, in das man ihn eingeliefert hatte. Er bezeichnete diese Aktion später selbst als versuchten Suizid, und dessen Folgen waren erheblich: Zu den Hirnschäden durch den Unfall gesellten sich noch weitere Hirnverletzungen, und der Patient lag fortan regungslos im Bett, ohne Reaktionen und steif wie ein Brett.

Der behandelnde Arzt diagnostizierte ein mutistisches hirnorganisches Syndrom. Mutismus bedeutet, dass der Betroffene zwar die Außenwelt wahrnimmt und auch versteht, aber – aus welchen Gründen auch immer – nicht mehr darauf reagieren »möchte«. Es handelt sich also um einen anderen Zustand als den der Locked-ins, die kommunizieren wollen, aber es nicht *können.* Die Diagnose des Arztes war durchaus naheliegend, denn der Patient hatte diverse Hirnschäden und gab kaum noch etwas von sich. Aber der Mediziner blieb skeptisch. Denn irgendwie wirkte Horst nicht wie jemand, dessen Hirn irreparabel geschädigt war, sondern wie jemand, der sich in eine Art Kokon verkrochen hatte. Der Arzt forschte in der Biographie seines Patienten und stieß dabei auf dessen atemberaubende Unfallserie, die auch ein schweres posttraumatisches Trauma als Ursache der Schockstarre zuließ. Die ursprüngliche Diagnose des irreparablen Hirnschadens war also möglicherweise falsch, es sprach vielmehr einiges dafür, dass noch nicht alles verloren

war. Der gewissenhafte und selbstkritische Mediziner über-
wies daher seinen Patienten an mein Institut in Tübingen.

Ich forschte weiter im Leben des Juweliers, und dabei bestätigte sich der Trauma-Verdacht. Er hatte nicht nur die
schlimmen fünf Unfälle erlebt, sondern war auch noch – in
einem völlig hilflosen Zustand – von seiner damaligen Frau
schwer verletzt worden. Sie hatte erkannt, dass der Tod oder
die Invalidität des Ehemannes ihr den Besitz des Hauses sichern würde. Also nutzte sie dessen völlige Hilflosigkeit aus
und verfrachtete ihn in den Keller. In einem der Panikanfäl-
le, in denen Horst unkontrolliert an den Türen seines Keller-
gefängnisses rüttelte und danach weinend am Boden lag, trat
sie mit ihren Stöckelschuhen auf seinen Kopf. Vermutlich,
um ihn zu töten oder so zu verletzen, dass eine juristische
Auseinandersetzung um den Hausbesitz nicht mehr nötig
wäre. Vor Gericht und in der Therapie stellte sie freilich die
Stöckelschuhaktion als eheliche Auseinandersetzung und
Notwehr dar, obwohl die Anatomie der Verletzungen deutlich dagegen sprach. Horst bekam schließlich das Haus zugesprochen, ein Mordversuch ließ sich aber nicht schlüssig
nachweisen. So errang er zwar einen Teilsieg vor Gericht,
doch sein Gehirn hatte eine neuerliche Verletzung erlitten,
die dann wohl zusammen mit den vorhergehenden Schäden
zu den schweren Gedächtnisstörungen führte, an denen er
bis heute leidet.

Schlimmer als die hirnorganischen Schäden schien aber
zu sein, dass er aufgrund seiner Unglücksserie eine – im
wahrsten Sinne des Wortes – lähmende Angst ausgebildet
hatte, die es nun zu therapieren galt. Und das vor dem Hintergrund, dass mit Horst schon fast alles versucht worden
war: Psychotherapie, Physiotherapie und Psychopharmaka

wie Benzodiazepine (Valium), Antidepressiva, Neuroleptika oder Opiate. Selbst homöopathische Globuli waren zum Einsatz gekommen. Doch nichts hatte geholfen.

Gründe genug, es mit einer komplett anderen Strategie zu versuchen, die im Rahmen der lernpsychologischen Forschung schon von Iwan Pawlow beschrieben wurde: nämlich der Extinktion, also der Löschung durch wiederholte Konfrontation ohne Vermeidungsmöglichkeit. Auch wenn das Umsetzen dieses Verfahrens manchmal inhuman und schockierend klingen mag – wenn es korrekt durchgeführt wird und Leben retten sowie zur Normalisierung beitragen kann, sollten wir es anwenden.

Ich packte daher den bewegungslosen Horst in meinen alten Mercedes, schnallte ihn fest – und fuhr los. Rauschte bei Rot über Kreuzungen, überholte ohne Blinker, ließ die Reifen quietschen und fabrizierte waghalsige Überholmanöver auf der Autobahn. Um es kurz zu machen: Ich fuhr wie eine gesengte Sau – und die Kur schlug an. Der Patient erwachte aus seiner Teilnahmslosigkeit und fing an zu schreien, er wimmerte und heulte. Er übergab sich und entleerte Darm und Blase in meine Polster. Bis er schließlich völlig erschöpft und unansprechbar in seinem Sitz zusammensackte. Ich wiederholte dieses Prozedere mindestens dreißigmal, genauso, wie Horsts Unfälle immer nach dem gleichen Muster erfolgt waren, nur eben diesmal *ohne* Crash: Festschnallen, Fahren wie ein Hasardeur, Kot, Urin, Erbrochenes – und schließlich Ruhe. Ekelhaft und abstoßend, aber gerade dadurch intensiv genug, um wirkungsvoll zu sein und in der Bedeutsamkeitshierarchie des Gehirns gegen die extremen Unfallerlebnisse bestehen zu können. Horst lernte, dass er zwar nach unseren Ausflügen erbärmlich stank, aber sonst passierte ihm beim Autofahren: nichts. Alles blieb heil. Egal, wie wild es dabei zuging. Nur mein Auto hatte nach dieser Konfrontationstherapie seinen Wert für den Gebrauchtwagenmarkt verloren.

Horst war danach zwar nicht vollständig geheilt, denn das durfte man bei seiner Vorgeschichte nicht erwarten. Aber man konnte wieder mit ihm kommunizieren. Problematisch blieb jedoch, dass er immer noch von seinen Unfällen träumte, und dadurch wurden sie wieder neu in seinem Gedächtnis festgeschrieben. Oft sprang er aus dem Bett, lief davon und wachte erst auf, nachdem er sich den Kopf an der Tür aufgeschlagen hatte – im Traum war ihm aber die Flucht gelungen, und das war ein positiver Effekt, der seine Angst belohnte und dadurch verstärkte. Auch dies gehört ja zu den Erkenntnissen Freuds, dass Psychotherapie in den Traum eingreifen muss, wenn sie Erfolg haben will. Doch es geht hier nicht, wie er dachte, um angebliche Symbolgehalte der nächtlichen Phantastereien, sondern schlichtweg darum, dass sie die Verankerung und Vernetzung von – möglicherweise auch unerwünschten – Inhalten im Gedächtnis stabilisieren. Horst träumte nach wie vor von seinen katastrophalen Unfällen und konnte sich ihnen im Traum erfolgreich durch Flucht entziehen, so dass es die Erlebnisse mit mir und meinem Auto schwer hatten, sich in seinem Gehirn als ein Alternativmuster (Autofahren = Angst = *keine* Katastrophe) zu etablieren.

Die Folge war, dass die Phobie immer wieder zurückkehrte, auch wenn sie sich oft in neuer Gestalt präsentierte. So gab es eine Zeit, in der Horst zwar wieder mit dem Auto fuhr, dafür aber nicht mehr fliegen wollte. Woraufhin ich ihn mit auf meine Fernreisen nahm und beispielsweise mit ihm von

Deutschland nach Amerika und zurück flog. Zur Sicherheit hatte ich immer eine Valiumspritze bei mir, doch die brauchte ich nicht: Horst wurde zwar unruhig und pinkelte auch das eine oder andere Mal in die Hose, doch er hielt durch. In den Hotels nahmen wir ein gemeinsames Zimmer, und er schlief mit mir in einem Bett. Dort kettete ich ihn mit Handschellen an mich, damit er nicht im Traum abhauen konnte. Manchmal sprang er, nach einem seiner Alpträume, mitten in der Nacht auf, und dann schleifte er mich hinter sich her, so wie im Wilden Westen seinerzeit Pferde einen gefesselten Menschen durch die Prärie gezogen hatten. Horsts Einverständnis mit dieser Behandlung gab es übrigens, denn er wollte unbedingt selbst von seiner Phobie befreit werden. Er war bereit, alles zu tun und zu durchleiden, um geheilt zu werden.

Durch die ständigen Konfrontationen – »mit gegebener Fluchtunmöglichkeit«, weil immer ein konsequenter Psychologe an seiner Seite klebte – lernte Horst wieder das Reisen per Auto, Schiff, Eisenbahn und Flugzeug. Er führt heute ein mobiles Leben, obwohl er sich mitunter ängstlich zusammenkauert, wenn er neben mir auf dem Beifahrersitz sitzt (was allerdings auch an meinem Fahrstil liegen könnte). Und er lebt wieder zufrieden, kann wieder mit anderen Menschen zusammen sein und lachen. Von seiner Frau, die ihn dereinst drangsalierte, hat er sich mittlerweile getrennt.

Ein anderer Patient, der in einem Nazi-KZ traumatisiert worden war und sich danach sehnte, von seinen zwanghaft wiederkehrenden Erinnerungen befreit zu werden, lernte damit zu leben, indem ich ihn ebenfalls und mit seiner ausdrücklichen Erlaubnis an mich kettete – und mit ihm ein Holocaust-Museum besuchte. Dort gingen wir in die nachgebauten Gaskammern. Er durchlebte noch einmal, was ihm damals widerfuhr, nur dass eben diesmal nicht Schmerzen und das Sterben folgten. Und diese unmittelbar emotionale – nicht kognitive! – Erkenntnis konnte ihn von seinem Trauma erlösen. Man muss jedoch eingestehen, dass bei traumatisierten KZ-Opfern eine Konfrontationstherapie und auch andere Therapien nur bedingte Erfolgschancen haben. Denn es gibt einfach nichts, das sich mit den Opfererfahrungen in der Vernichtungsmaschinerie des Dritten Reichs vergleichen ließe und sich als entsprechendes Objekt für die Konfrontationstherapie anbieten würde.

Auch Hundescheiße kann heilen

Viele Zwangsstörungen lassen sich mit Hilfe von Konfrontation therapieren, denn ihnen liegt ja ebenfalls eine Angst zugrunde. So hat der Waschzwang seinen Ursprung meistens in der panischen, aber rational nachvollziehbaren Angst vor Infektionen, und der Kontrollzwang rührt daher, dass der Betreffende sich vor unkalkulierbaren Zufällen und Katastrophen schützen will. Die erzielte Erleichterung durch die Zwangshandlung belohnt solche Ängste und verankert sie tief und stabil im Gedächtnis. So tief, dass man sie psychotherapeutisch ebenfalls nicht »wegreden« kann. Man muss vielmehr dafür sorgen, dass die Patienten durch eine emotional intensive Konfrontation unmittelbar lernen, dass ihnen keine akute Gefahr droht, ihre Angst unbegründet ist.

Zu diesem Zweck behandelten wir beispielsweise Patienten mit Waschzwängen, indem wir mit ihnen durch den Hyde Park flanierten (ich hatte in London nach meinem

Rausschmiss aus Wien meine Zuflucht gefunden). Wir sammelten die Hundehaufen auf, drückten sie mit den bloßen Händen zusammen und verschmierten sie schließlich im Gesicht. Wohlgemerkt: Wir selbst, in unserem eigenen Gesicht. Denn wenn es der Therapeut nicht vormacht, wird er unglaubwürdig, und er sollte dabei selbst Abscheu empfinden und diese sicht- und fühlbar überwinden, denn diese Bewältigung durch das Vorbild wird erlernt. Die Patienten verfuhren genauso, und sie wurden danach angehalten, sich eine Woche lang *nicht* zu waschen. Was konkret bedeutet: sieben Tage erbärmlicher Gestank und soziale Isolation, denn so etwas macht niemand freiwillig mit. Mit Ausnahme des Therapeuten. Denn wir haben uns natürlich wieder zur Kontrolle, wenn nötig, mit unseren Patienten zusammengekettet. Und selbstverständlich auch nicht gewaschen, denn sonst hätte es nicht funktioniert. Rückfälle waren ausgesprochen selten und konnten durch erneute Konfrontation geheilt werden. Die Konfrontation erfordert eben vom Therapeuten deutlich mehr Engagement als die Kommunikation von Stuhl zu Stuhl oder vom Stuhl zur Couch. Vermutlich ist das der wahre Grund, weswegen Psychotherapeuten heute lieber das Gespräch mit ihren Patienten suchen. Ganz zu schweigen davon, dass man heute auch juristische Probleme bekommen könnte (damals war es erlaubt), wenn man sich an Patienten kettet, sie dazu auffordert, sich mit Hundescheiße zu beschmieren, und mit ihnen bei Rot über die Ampel fährt.

Diverse Studien zeigen jedoch, dass die Konfrontationstherapie bei Angst- und Zwangsstörungen wirksam ist, wirksamer als psychoanalytische und psychotherapeutische Gespräche. Und sie bietet auch mehr Chancen als Pharmazeutika, mit denen sich die problematischen Hirnaktivitäten zwar dämpfen, aber nicht durch andere Hirnaktivitäten ersetzen lassen. Entwickelt wurde die Konfrontationsbehandlung im Rahmen der Forschung zur Verhaltenstherapie, und sie wurde in vielen Untersuchungen überprüft. Sie basiert, wie bereits erwähnt, auf der lernpsychologischen und neurobiologischen Theorie der Extinktion (Löschung). Auf molekularer Ebene hat der im Jahre 2000 mit dem Nobelpreis ausgezeichnete Eric Kandel gezeigt, dass sich durch wiederholte Konfrontation ohne Eintreten der erwarteten Folgen Kalium-Moleküle an den Synapsen (Verbindungsstellen der Nervenzellen) so verschieben, dass die weitergeleitete Erregung mit jeder Wiederholung abnimmt. Pawlow, der bereits 1904 den Nobelpreis erhalten hatte und die Bedingungen optimaler Extinktion beschrieb, legte den Grundstein für die Verhaltenstherapie und die Konfrontation: Nach einer Überschwemmung in St. Petersburg, bei der seine Hunde im Labor fast ertrunken wären, waren die Tiere deutlich traumatisiert. Nach der Konfrontationsbehandlung, in der das Einbrechen des Wassers nachgestellt und wiederholt wurde, erholten sie sich und konnten wieder lernen.

Das Ziel der Konfrontationstherapie besteht darin, das Gehirn zu einem intensiven und emotionalen »Aha-Erlebnis« zu führen. Es soll unmittelbar spüren, dass die von ihm befürchtete Wirkung und das damit verbundene Gefühlserlebnis einer bestimmten Handlung *eben nicht* eintreten. Dadurch entwickelt es im Gedächtnis wieder Raum für andere Dinge, die nichts mit dem Trauma oder dem Zwang zu tun haben. Das KZ-Opfer wird sich zwar noch an seine Erfahrungen im Dritten Reich erinnern, und auch die Arachnophobikerin wird noch im Gedächtnis haben, wie sie während eines Geschäftsmeetings auf den Tisch hüpfte, weil eine Spinne vor ihr auf dem Boden krabbelte – aber diese Erinnerungen lähmen nicht mehr. Sie lassen das Gehirn so weit in Ruhe, dass es weiterarbeiten kann, ohne von negativen Emotionen überwältigt zu werden.

Probespringen von der Golden Gate

Charly hatte genug vom Leben, er wollte ihm ein Ende setzen. Und es sollte auch wirklich klappen. Er wollte nicht einer von diesen Verlierern sein, die unter großem Tamtam einen Suizidversuch unternehmen, der dann aber kläglich scheitert, weil er nicht mit letzter Konsequenz durchgeführt wird. Also ging Charly auf Nummer sicher. Er besorgte sich einen Colt, ein Röhrchen Schlaftabletten und einen Strick, und mit diesen Utensilien begab er sich dann auf die Golden Gate Bridge. Mit einer dieser Methoden, so sein Gedanke, sollte es doch irgendwie klappen mit der Selbsttötung.

Als Charly auf der Brücke stand, schluckte er zunächst die Schlaftabletten. Mit Rotwein, damit es auch wirklich giftig würde. Dann steckte er sich den Colt in den Mund und drückte ab. Er hatte jedoch schlecht gezielt, vermutlich war er zu nervös gewesen: Die Kugel verfehlte das Hirn und schoss ihm lediglich ein Loch in den Mund. Charly drückte noch einmal ab, doch außer einem Klick passierte nichts – man hatte ihm offenbar eine Waffe mit nur einer einzigen Kugel verkauft. Wütend warf Charly den Colt ins Wasser und befestigte stattdessen den Strick am Brückengeländer. Seine Überlegung: Er wollte sich daran erhängen, und falls der Strick auch wieder versagen sollte, würde er in die Tiefe stürzen, und der Wasseraufprall aus über hundert Metern Höhe würde ihm den Rest geben. Oder aber er würde als Nichtschwimmer jämmerlich ertrinken. Doch Charly knüpfte die Schlinge um seinen Hals zu lose, so dass sein Körper wie von einer Schleuder ins Wasser geschossen wurde, mit den Füßen voran. Der mutmaßliche Selbstmörder stach senkrecht ins Wasser ein, und das Aufprallgeräusch alarmierte die Wasserschutzpolizei, die ihn sofort herausholte. Bei der Bergung rebellierte Charlys Magen, vermutlich wegen der Kälte oder infolge des Stresses. Er musste sich jedenfalls übergeben – und damit war auch die Tablettenoption erledigt.

Charly ist seit diesem Vorfall nie wieder rückfällig geworden. Im Gegenteil. Er versucht im sozialen Dienst, depressive Menschen von ihren Selbstmordgedanken abzubringen. Das ehrt ihn. Doch wenn er dabei allein auf das Gespräch setzt, wird er wohl nur wenig Erfolg haben. Er müsste vielmehr die Suizidkandidaten das Gleiche erleben lassen, das er seinerzeit auf der Golden Gate Bridge durchgemacht hat. Denn *das* sind die Reize, mit denen sich ein Gehirn tatsächlich von seinen Selbstmordgedanken abbringen lässt.

Charly ist einer der Lieblingsfälle aus dem reichhaltigen Anekdotenschatz der Psychologie. Man schmunzelt über ihn, der eine oder andere hat vielleicht sogar Respekt, weil der unglückliche Suizidkandidat ja wirklich *alles* versuchte, um sich das Leben zu nehmen. Das heißt: Er ging mit Selbsttötungsabsicht auf die Golden Gate Bridge. Die emotionalen Zentren in seinem Gehirn waren darauf fixiert, dass es gleich zu Ende geht. Der Puls jagte, das Blut pochte hinter den Schläfen, der Körper vibrierte, die Gedanken rasten nur noch um den nahenden Abschied, der für immer und ewig sein sollte. Doch am Ende kam nicht etwa das Ende, sondern:

nichts. Der Effekt blieb also aus. Besser kann man das Gehirn gar nicht überzeugen, dass Selbstmord eine völlig überflüssige Aktion ist.

Man könnte freilich einwenden, dass vor allem männliche Selbstmordkandidaten (bei den Frauen gelingen die Versuche seltener) es nach einem verhinderten Selbstmordversuch oft erneut versuchen und dann nicht selten »Erfolg« haben. Zu einer solchen Wiederholung kommt es aber in der Regel nur, wenn beim ersten Versuch die Verhaltenskette früh unterbrochen wurde und somit die meisten Schritte zum aktuellen Tötungsversuch gar nicht vollzogen wurden. In diesem Fall erlebt der Betroffene nicht die *ganze* Verhaltenskette (Vorbereitung und missglückte Realisierung) als folgenlos, sondern nur die Anfänge der Reaktionskette. Wird die Aktion hingegen bis zum Ende ausgeführt (wenn z. B. der Pistolenschuss losgeht, aber »nur« zu einer Verletzung ohne Todesfolge führt), zeigt sich eine deutlich niedrigere Rückfallquote.

Es ist natürlich schwer, in der Therapie ein solches Suizidszenario wie bei Charly aufzubauen. Man müsste mit dem Patienten auf eine Brücke gehen und ihn zum Springen bewegen und, wenn er dann springt, im letzten Moment zurückhalten. Wir haben das eine Zeitlang tatsächlich so gemacht, und es brachte auch Erfolge. Wenn der Patient einen Suizidwunsch geäußert hatte, wurde er gebeten, die gesamte Verhaltenskette bis kurz vor der tödlichen Handlung mit dem Therapeuten »abzuschreiten« und sich intensiv die letzte Handlung und ihre Folgen vorzustellen. Natürlich besteht dabei die Gefahr, dass man den Suizid geradezu einübt, wenn die erwarteten negativen Begleiterscheinungen nicht intensiv und physisch negativ erlebt werden. Nur erfahrene

Therapeuten sollten das versuchen. Dennoch könnte man eine Depression per Konfrontation behandeln. Und zwar, indem man nicht nur darauf zielt, dem Patienten die Effektlosigkeit seiner Suizid- und Alles-ist-sinnlos-Gedanken aufzuzeigen, sondern ihm umgekehrt vor Augen führt, dass er durchaus nicht so ohnmächtig und hilflos ist, wie er sich fühlt.

Wie solch eine Konfrontation aussehen kann, zeigt der Film »Fearless – Jenseits der Angst«. Hier verfällt die junge Carla in Depression, weil sie nicht darüber wegkommt, dass sie bei einem Flugzeugabsturz ihr Kind nicht festhalten konnte, das bei dem Unfall ums Leben kam. Die Schuldgefühle liegen wie ein bleiernes Gewicht auf ihrer Seele, und kein Psychotherapeut vermag ihr zu helfen. Dann begegnet sie Max, einem Mann, der bei der Flugzeugkatastrophe ebenfalls dabei war. Er versucht der jungen Frau zu helfen, indem er mit ihr Weihnachtsgeschenke für ihre umgekommenen Angehörigen kauft. Doch das hilft nicht, denn es führt zu keinem Effekt, wenn man den Toten etwas schenkt.

Daraufhin setzt Max die depressive Frau angeschnallt auf den Rücksitz seines Autos und lässt sie einen Werkzeugkasten so fest wie möglich in den Armen halten. Sie soll sich vorstellen, sie wäre wieder im Flugzeug und halte ihren Sohn – und dann fährt Max das Auto frontal gegen eine Wand. Beide überleben, wenn auch schwer verletzt. Obwohl Carla auf den Aufprall vorbereitet war, konnte sie den Werkzeugkasten nicht festhalten. Dadurch erlebt sie, dass sie damals beim Flugzeugabsturz keine Chance hatte, ihr Kind festzuhalten. Mit dem Effekt, dass ihrem Gehirn schlagartig die Unbegründetheit ihrer Schuldgefühle bewusst wird. Der Hirnmechanis-

mus ist dabei derselbe, wie wir ihn bei der Angstlöschung beschrieben haben. Carla kehrt zurück ins Leben, trennt sich
von ihrem Mann, der nur auf die Versicherungssumme für den
Tod des Kindes aus ist. Und sie trennt sich auch von Max.
Denn der hat sie zwar von ihrer Schwermut geheilt, aber er ist
natürlich auch eine leibhaftige Erinnerung an jene unglückli-
chen Zeiten, die sie hinter sich lassen will.

Vorwärts aus dem Rückwärts der Depression

Bleibt festzuhalten, dass zwischen Filmen oder der virtuel-
len Realität im Computer auf der einen und der Realität auf
der anderen Seite viele Unterschiede bestehen und dass Depressionen nur selten mit einer einzigen Aktion verschwinden. Wer schon viele Jahre mit seiner Schwermut zu kämpfen hat, lässt sich nicht im Handstreich therapieren. Wenn
sich im Gehirn erst einmal ein bestimmtes Denk- und Verhaltensmuster festgesetzt hat, muss man zu seiner Löschung
entsprechend mehr Aufwand betreiben. Aber es gibt keinen
Grund, eine Depression als irreparables Schicksal zu betrachten, an dem man nichts mehr ändern, das man allenfalls noch per Pharmakotherapie und Elektroschock dämpfen kann. Man kann etwas tun – aber es macht Mühe, und
man sollte dabei die spezifische Arbeitsweise des Gehirns
berücksichtigen.

So spielt bei Depressionen ein bestimmter Bereich im
Frontalhirn, unterhalb des Balkens, eine wesentliche Rolle:
der subgenuale Gyrus. Dort laufen sehr viele Funktionen zusammen. Wie etwa der Wach-Schlaf-Rhythmus, was allein
schon von Bedeutung für eine Depression ist, die ja fast im-

mer von Schlaflosigkeit begleitet wird. Darüber hinaus ist dieses Areal ein wesentlicher Antreiber und Richtungsgeber der »Gedankenpumpe« im Gehirn: Wenn der subgenuale Gyrus hochaktiv ist, fokussiert sich unsere Aufmerksamkeit, weswegen wir ohne ihn gar nicht konzentriert arbeiten könnten. Zeigt er hingegen wenig Aktivität, sind wir ablenkbar, was einerseits fürs konzentrierte Arbeiten ungünstig ist, andererseits aber auch sehr entspannend sein kann. Beim depressiven Menschen ist nun dieser Hirnteil deutlich *über*-aktiviert. Wir kennen bis heute nicht die genauen Ursachen dieser Hyperaktivität. Aber man vermutet, dass sie durch Verlusterfahrungen angestoßen wird. So haben viele depressive Patienten vor allem in ihrer Pubertät ein einschneidendes Verlusterlebnis verkraften müssen, wie etwa die Scheidung der Eltern, den Tod eines geliebten Menschen oder auch den Umzug in eine andere Stadt oder sogar in ein anderes Land. Das geben sie zwar nicht unbedingt im therapeutischen Gespräch zu erkennen, aber in ihrer Biographie kann man es fast immer finden. Das Verlusterlebnis initiiert dann, so unsere Vermutung, eine Überaktivierung der subgenualen Windung, die nun den Gedankenlauf immer wieder darauf zurückführt, dass man nichts tun kann, weil es ohnehin schiefgeht. So wie seinerzeit die Ehe der Eltern schiefgegangen ist oder aber plötzlich das ursprüngliche Zuhause durch ein neues, ungeliebtes Domizil ersetzt wurde. Hilflosigkeit und Kontrollverlust vereinen sich!

Die Therapie muss also darauf abzielen, diese Gedankenpumpe abzuschwächen oder umzudirigieren, und weil dabei der subgenuale Gyrus wesentlich mitspielt, liegt es nahe, an ihm anzusetzen. Beispielsweise, indem man ihn per Elektroschock dämpft, was in einigen Studien auch schon beachtliche Ergebnisse in der Behandlung von Depressionen zeigte. Allerdings mit der Nebenwirkung von Konzentrations- und Lernschwächen, weil der subgenuale Gyrus auch als Aufmerksamkeitsfokussierer außer Kraft gesetzt wird. Denn der Elektroschock erzeugt einen epileptischen Anfall, der wie ein Schlag auf den Kopf die Erinnerungen für einige Zeit zerstreut. Das kann zum großen Problem werden, wenn es zu Rückfällen kommt und der Elektroschock öfter verabreicht werden muss, denn in diesem Falle können sich dauerhafte Gedächtnisstörungen einstellen. Nichtsdestoweniger geben Schwerstdepressive in der Regel ihre Einwilligung zu dem Eingriff, weil ihr Leidensdruck immens ist.

Weniger Nebenwirkungen, bei ähnlich guten Perspektiven, hat hingegen die kognitive Therapie, die den Patienten nicht – wie es etwa die konventionelle Psychotherapie betreibt – in Watte packt, sondern gezielt mit seinem Problem konfrontiert. Wenn also beispielsweise der Patient berichtet, dass er nicht mehr zur Arbeit gehen will, weil der Chef ihn niedermacht, greift ein geschickter Therapeut sofort ein, um nachzuhaken und dem Depressiven die vielen Situationen aufzuzeigen, in denen er *keine* Probleme mit seinem Boss hatte und von diesem vielleicht sogar gelobt wurde. Hier kann dann auch das bloße Gespräch hilfreich sein. Aber es sollte am besten *in Bewegung* erfolgen, also nicht in der klassischen Konstellation, wo sich Therapeut und Patient gegenübersitzen oder der Patient auf der berüchtigten Couch liegt. Sondern dergestalt, dass der Patient beim Gespräch vorwärts geht. Denn das vergegenwärtigt ihm das Gegenteil der statischen Nichts-geht-mehr-Haltung der Depression. Es gibt seinem Gehirn das Gefühl, dass es nach aller Starre und rückwärtiger Ausrichtung (»Warum sollte mir jemals etwas gelingen, wo mir doch noch nie etwas gelungen ist ...«) endlich wieder vorwärtsgeht, und alles, was es dabei lernt, wird im Kontext dieser Vorwärtsbewegung gespeichert. Ganz zu schweigen davon, dass beim Gehen und Laufen vermehrt Dopamin und andere Neurotransmitter ausgeschüttet werden, die das Interesse steigern und die Stimmungslage anheben. Man braucht etwa 15 bis 20 Stunden kognitive Therapie und Bewegungstherapie, bevor eine Besserung eintritt.

Trotzdem gibt es viele Bereiche des alltäglichen Lebens, in denen ein therapeutisches Gespräch auch in Bewegung nicht mehr reicht, um die depressionstypischen Vermeidungsmuster zu durchbrechen. Wenn etwa der Patient oder die Patientin für sich keinerlei Chancen auf dem Partnermarkt sieht, nutzt es nur wenig, wenn man ihnen erzählt, dass es für jeden Topf einen passenden Deckel gibt. Denn wenn sie sich dann tatsächlich umschauen, sich beispielsweise bei einer Online-Partnerbörse anmelden und dort bei zehn Versuchen acht Körbe kassieren, werden sie sich in ihrer ursprünglichen Meinung bestätigt sehen, dass es sinnlos ist, wenn sie überhaupt noch auf Partnersuche gehen. Auch wenn acht Ablehnungen auf zehn Anbändelversuche eigentlich gar nicht so schlecht sind, weil sie umgekehrt bedeuten, dass es immerhin in zwei von zehn Fällen klappt. Doch gerade das sieht ein depressiver Mensch nicht, und man kann ihm das auch nicht einreden. Also muss man ihm konkrete Erfolgserlebnisse verschaffen, indem man ihm Bekanntschaften vermittelt (was selbst dann funktionieren kann, wenn diese Geld für ihre Dienste nehmen). Genauso wie man mit jemandem, der sich tagsüber in seiner Wohnung einschließt und die Jalousien herunterzieht, erst recht an die Sonne gehen muss. Auch hier reicht in der Regel das bloße

Gespräch nicht aus, um das Vermeidungsverhalten nachhaltig zu beeinflussen.

Es mag zwar auf den ersten Blick absonderlich wirken, wenn Patient und Therapeut gemeinsam verschiedene soziale oder waghalsige Aktionen unternehmen. Doch wie soll das Gehirn sonst lernen, dass die von ihm vermiedenen Handlungen nicht die befürchteten Folgen nach sich ziehen, sondern umgekehrt durchaus einen erwünschten Effekt haben können, mit dem es nicht gerechnet hat? Durch wohlmeinende Gespräche jedenfalls lernt es das in der Regel nicht; wer darauf hofft, kann ebenso gut darauf hoffen, dass beim Hanteltraining mit nur einem Arm auch der andere Arm an Muskelmasse zulegt. Und Antidepressiva bleiben bisher den Nachweis schuldig, dass sie besser wirken als ein Placebo. Marcia Angell, die erste Herausgeberin der angesehensten medizinischen Fachzeitschrift der Welt, des *New England Journal of Medicine*, unterzog die gesamte wissenschaftliche Literatur zu Antidepressiva, auch die ihrer eigenen Zeitschrift, einer sorgfältigen Vergleichsstudie.[13] Und kam zu dem vernichtenden Schluss, dass die meisten Untersuchungen so schlecht angelegt oder von der Pharmaindustrie verfälscht waren, dass sich jede Interpretation erübrigte. Die wenigen methodisch guten Studien zeigten, dass Antidepressiva kaum bessere Ergebnisse als die Behandlung mit Placebotabletten brachten. Bei manisch-depressiven Störungen hat sich zwar die Therapie mit Lithiumsalzen als wirksam erwiesen, doch geht diese oft mit starken Nebenwirkungen einher.

Auch wenn sie vom Therapeuten sicherlich viel Einsatz erfordert und manchmal mit herkömmlichen Moralvorstellungen und Gesetzen kollidiert – mit der Konfrontationstherapie erreichen wir die notwendige Intensität, um die Plastizität des Gehirns für die Behandlung von Ängsten und Depressionen nutzen zu können. Kein anderes Verfahren bietet ähnliche Perspektiven. Bevor die Krankenkassen und Kassenverbände also eine Psychotherapie bewilligen und bezahlen, müssten sie darauf bestehen, dass die Therapeuten in den Fällen, wo es indiziert ist, also insbesondere bei Ängsten, Depressionen und Süchten, eine reale und zielgerichtete Konfrontationsbehandlung durchführen.

Doch was tun wir, wenn nicht Ängste und Depressionen das Problem sind, sondern wir es mit ihrem Gegenteil zu tun haben: nämlich mit absoluter Furcht- und Skrupellosigkeit?

7. Lebenslang wegsperren?
Auch Psychopathen können sich ändern

Stefan war erfolgreich, charmant und unterhaltsam, gelegentlich aufbrausend, aber ansonsten freundlich, ein von allen geachtetes Mitglied der Gesellschaft. Dann wurde er angeklagt, zusammen mit einem Freund mehrere Frauen gefangen gehalten und schwer misshandelt zu haben. Konnte es sich bei so einem Mann tatsächlich um einen extrem brutalen und kaltschnäuzigen Verbrecher handeln?

Im Sommer 2008 wurde sein Fall vor dem Landgericht Verden verhandelt, und dem Publikum und sogar den hartgesottenen Juristen und Journalisten stockte dabei der Atem. Nicht nur wegen der Taten selbst, die teilweise per Video gezeigt wurden, weil die Täter sie gefilmt hatten. Sondern auch, weil der 41-jährige Webdesigner während des gesamten Prozesses keinerlei Regung zeigte. Das Schicksal seiner Opfer war ihm offenbar völlig gleichgültig.

Die Geschichte seiner Verbrechen beginnt im August 2006. Zusammen mit einem Freund schaltet er eine Zeitungsanzeige, in der die beiden »attraktive Nebenjobs« mit »guter Bezahlung« versprechen. Als sich daraufhin eine bulgarische Psychologiestudentin meldet, bestellen sie sie in ein zweistöckiges Haus nahe Bremen, aus dem sie in den nächsten drei Monaten nicht mehr herauskommen soll. Die 23-Jährige wird nackt in Klarsichtfolie gewickelt, in einen

Käfig gesperrt, zigmal vergewaltigt und schließlich zur Prostitution gezwungen. Ihr Essen, meistens trockene Nudeln, erhält sie aus einem Hundenapf, und die Männer führen sie auch wie einen Hund an der Leine durchs Haus. Einige Tage später kommt eine weitere Frau hinzu, die auf ähnliche Weise von den beiden malträtiert wird. Auch sie wird zur Prostitution mit zahlenden Freiern gezwungen und dabei mit einer Kamera gefilmt, die in einem Teddybär versteckt ist. Das Leiden der beiden Opfer endet erst, als die Verbrecher eine dritte Frau gefangen nehmen, der die Flucht durch ein Dachfenster gelingt – nackt und mit Handschellen gefesselt.

Stefans Komplize präsentiert sich später vor Gericht als reuig, und man nimmt ihm das ab. Er erntet zwar weder Gnade noch Sympathien, doch man glaubt ihm, dass in ihm irgendwo noch etwas Mitgefühl haust. Bei Stefan hingegen ist man da nicht so sicher. Denn der zeigt sich völlig unbeeindruckt, ihm entschlüpft nicht ein einziges Wort des Bedauerns. Er verfolgt vielmehr eine andere Strategie, setzt darauf, dass man ihn als geistig Kranken einstufen und nicht ins Gefängnis sperren wird. Denn er geht davon aus, dass die psychiatrische Verwahrung leichter in seinem Sinne zu beeinflussen wäre. Wobei er nicht den Eindruck vermittelt, dass er Angst vor einer längeren Haftstrafe hätte. Stefan wirkt eher wie ein Monopolyspieler, der seinem Gegner die Schlossallee abschwatzen will. Doch sein Plan scheitert.

Ein Gutachter bescheinigt ihm neben Sadismus und Narzissmus eine »dissoziale Persönlichkeitsstörung«, so dass ihn das Gericht zu 14 Jahren Haft und anschließender Sicherungsverwahrung verurteilt, wegen der »Gefahr für die Allgemeinheit«. Ein hartes Strafmaß, das aber vielen Menschen noch nicht weit genug geht. Denn solche Psychopathen, so

der weithin vernehmbare Tenor, gehörten für immer wegge-
sperrt. Oder sogar, wie im Falle des Serienmörders Ted Bun-
dy oder des norwegischen Attentäters Anders Behring Brei-
vik, mit dem Tode bestraft. Denn deren Gehirne seien nicht
heilbar, bei Adolf Hitler wäre ja auch niemand auf die Idee
gekommen, ihn in die Obhut einer Irrenanstalt zu geben. In
diesen Fällen lautet die nicht nur an Stammtischen zu ver-
nehmende Logik: Besser ein Ende mit Schrecken als ein
Schrecken ohne Ende. Wer so oder ähnlich argumentiert,
unterliegt jedoch einer doppelten Täuschung: Er verkennt
sowohl die typischen Merkmale eines Psychopathen als
auch die Plastizität des Gehirns.

So war Hitler – wie die meisten politisch motivierten Massenmörder – keineswegs ein Psychopath. Dazu war er einerseits zu asexuell, andererseits zu emotional und labil. Psychopathen haften nicht an ihren Vorstellungen und Plänen,
sie haken die Dinge kurzerhand ab, wenn sie nicht so funktionieren, wie es ihnen passt, und die von ihnen beabsichtig-
ten Wirkungen nicht eintreten. Hitler hingegen verharrte
noch im Endsiegwahn, als alles verloren war. Aber selbst
wenn er ein Psychopath gewesen wäre, hätte man etwas dagegen tun können. Denn wie für jeden von uns, so gilt auch
für den Psychopathen: Das Gehirn lässt sich formen.

Von der Gefängniszelle bis
zur Business Lounge

Der kanadische Psychologe Robert Hare schrieb: »Wenn
Verbrechen die Stellenbeschreibung ist, dann ist der Psychopath der ideale Bewerber.« Denn ihm fehlen die Hemmun-

gen, die einen gesunden Menschen davon abhalten, wissentlich zu lügen und Gesetze zu brechen, zu foltern und zu morden. Psychopathen begehen mehr als die Hälfte aller Schwerverbrechen. Was aber nicht heißen soll, dass man sie nur in Gefängniszellen findet. Denn sie sind oft clever genug, sich nicht erwischen zu lassen. Ganz zu schweigen davon, dass man mit typischen Psychopatheneigenschaften wie Brutalität, Furchtlosigkeit, Abenteuer- und Sensationslust, Selbstüberschätzung und fehlender Empathie in den meisten Gesellschaften eine steile Karriere machen kann.

Weswegen man in den Führungsetagen von Konzernen, Kirchen, Militär, Universitäten, politischen Parteien und anderen Einrichtungen recht viele Psychopathen antrifft. Und wenn ein erfolgreicher Chirurg bei seinen Eingriffen keine Nerven zeigt, ganz kühl einen Schnitt nach dem anderen setzt, ohne Zaudern und ohne Zweifel an seiner Kompetenz, kann dies zwar daran liegen, dass er sich im Laufe seiner Karriere seine Unsicherheiten und Versagensängste in diesen Situationen abtrainiert hat – es kann aber auch ein Hinweis darauf sein, dass er schon vor der Ausübung seines Berufs ein Psychopath war, der dann in seinem Beruf ein gesellschaftlich anerkanntes Entfaltungsfeld für seine Störung gefunden hat.

Hare geht davon aus, dass im Business-Bereich, also unter Kaufleuten, Managern, Maklern und Börsenhändlern, etwa vier von hundert Menschen extrem psychopathische Züge aufweisen. Insgesamt schätzt er die Quote in den industriellen Gesellschaften auf ein bis zwei Prozent. Bei Männern soll sie höher sein als bei Frauen, doch das darf man bezweifeln. Denn dass weniger Frauen als Psychopathen in Erscheinung treten, hat vermutlich nicht so sehr mit ihrer geringeren Psychopathieneigung zu tun, als vielmehr damit, dass bei ihnen ein entsprechendes Verhalten weniger geduldet und belohnt wird als bei Männern. Was nicht bedeutet, dass sich weibliche Psychopathen leichter konditionieren lassen, sondern dass sie sich wie ihre männlichen Pendants gut an die für sie geltenden Rahmenbedingungen der Gesellschaft anpassen können. In wissenschaftlichen Untersuchungen präsentiert sich das weibliche Geschlecht genauso psychopathieanfällig, nur dass es weniger auf körperliche als auf psychische Brutalität setzt und geringere Tendenzen zu Sexualdelikten zeigt.

Die Mehrzahl der Psychopathen begeht wohl Straftaten, doch werden beileibe nicht alle kriminell. Viele lügen und hintergehen, nutzen andere aus und übernehmen keine Verantwortung für ihr Tun. Als Partner sind sie oft untreu, als Chef pfeifen sie auf das Schicksal von Firma und Mitarbeitern, und ihre Fähigkeit zur Manipulation sucht ihresgleichen. Kanadische Rechtspsychologen untersuchten Anfang 2009, welche Gefängnisinsassen es schafften, vorzeitig entlassen zu werden. Eigentlich hätte ein Bewährungsausschuss gute Gründe, gerade Psychopathen hinter Schloss und Riegel zu lassen, da diese traditionell hohe Rückfallquoten haben. Doch ausgerechnet ihnen gelang es fast dreimal so häufig wie anderen Häftlingen, die Gutachter von ihrer Harmlosigkeit zu überzeugen. Sie hatten erfolgreich den reuigen Sünder vorgespielt, der genau das sagte, was man von ihm erwartete. Selbst Wissenschaftler sind also nicht vor der Gerissenheit der Psychopathen gefeit und lassen sich von ihnen einwickeln und verführen.

Ein kleiner Psychopathie-Selbsttest

Neigen Sie zur Psychopathie? Der folgende Selbsttest (er basiert auf der Psychopathie-Checkliste von Robert Hare: PCL-R2) kann Ihnen Aufschlüsse darüber geben. Kreuzen Sie einfach die Kästchen derjenigen Aussagen an, die auf Sie zutreffen. Der Test setzt natürlich voraus, dass Sie ehrlich dabei sind. Bedenken Sie: Wenn Sie lügen – weil Sie beispielsweise merken, dass bestimmte Antworten Sie in die Nähe der Psychopathie rücken –, ist dies bereits selbst ein Hinweis auf Psychopathie.

Frage	Trifft zu	Trifft bedingt zu	Trifft gar nicht zu
Ich tue fast alles, um Aufmerksamkeit zu erregen.			
Ich kann sehr selbstsicher und sogar prahlerisch sein.			
Schon in jungen Jahren habe ich wiederholt andere Menschen getäuscht, betrogen und übervorteilt.			
Mögliche Verluste oder das Leiden von Personen, die ich zurücklasse, tangieren mich nicht. Diese Menschen haben es in der Regel nicht anders verdient.			

Frage	Trifft zu	Trifft bedingt zu	Trifft gar nicht zu
Wenn ich etwas falsch gemacht habe, übernehme ich nur selten die volle Verantwortung. Ich versuche eher, die Schuld abzuschieben oder den Sachverhalt so darzustellen, dass kein schiefes Licht auf mich fällt.			
Ich hatte schon sehr früh im Leben (mit 12, 13 Jahren) sexuelle Erfahrungen mit anderen.			
Es fällt mir schwer, längerfristige Beziehungen einzugehen. Sexuell bin ich eher untreu.			
Ich langweile mich schnell, benötige immer wieder neue, intensive Reize.			
Die »klassische Arbeit« reizt mich nur wenig. Ich hasse Routine, brauche die Abwechslung.			
Ich zocke gerne, versuche oft, mir Geld mit Spielen oder riskanten Projekten zu verdienen.			
Ich neige zu Tierquälereien.			

Frage	Trifft zu	Trifft bedingt zu	Trifft gar nicht zu
In meinem Leben habe ich bereits mehrmals Dinge getan, die von Gerichten vermutlich als kriminell eingestuft würden – auch wenn ich noch nie verhaftet oder verurteilt wurde.			
Ich scheue mich nicht vor körperlicher oder verbaler Gewalt, sehe sie als legitimes Mittel, um meine Interessen durchzusetzen.			
Ich habe ein gutes Gedächtnis, präge mir vor allem die Schwächen meiner Mitmenschen ein.			

Wenn Sie mehr als achtmal mit »Trifft zu« geantwortet haben, sollten Sie bei einem Experten eine vollständige Psychopathie-Untersuchung durchführen lassen.

Der Psychopath und sein Keine-Angst-Syndrom

Wie wird ein Mensch zum Psychopathen? Wurde es ihm in die Wiege gelegt, oder hat man ihn dazu gemacht? Schaut man in die Familiengeschichte der Betroffenen, findet man dort oft Faktoren, die generell psychische Störungen und Verhaltensauffälligkeiten begünstigen, wie etwa Alkoholismus, Gewalt, Armut und Verwahrlosung. Doch in mindestens genauso vielen Fällen findet man nichts davon. Die

Kinder wachsen vielmehr in völlig normalen, bürgerlichen Familien heran; in einer Atmosphäre, die von Respekt, Disziplin und Nestwärme geprägt wird – und trotzdem entwickeln sie die Züge eines Psychopathen. Hier muss man dann genetische Faktoren als Hauptursache vermuten, und weil Gene nicht ohne weiteres zu ändern sind, gelten Psychopathen gemeinhin als untherapierbar. Wobei auch die Familiengeschichte als Ursache für diese Therapieresistenz herangezogen wird. Nach dem Muster: Wer in einer schwierigen Familie groß geworden ist, hat die entsprechenden Verhaltensmuster bereits früh aufgesaugt und so tief im Gehirn gespeichert, dass sie sich nicht mehr ändern lassen. Egal also, ob Genetik oder Familie: Es herrscht ein ziemlich breiter Konsens darüber, dass man einen Psychopathen nicht heilen kann. Doch dieser Konsens basiert meist auf Halbwissen und Ignoranz.

Denn das psychopathische Verhalten entspringt nicht einer abstrakt-amoralischen Geisteshaltung oder einem Charakterzug, sondern ist einer Unterfunktion von bestimmten Hirnarealen geschuldet, die in einem Netzwerk miteinander verflochten sind. Die Hauptrollen darin spielen vor allem die vier folgenden Bereiche (zu sehen auf Abbildung S. 37):

– Die Amygdala, der paarig angelegte Mandelkern des Gehirns. Sie ist eine zentrale Verarbeitungsstation für emotionale Umweltreize und deren Auswirkungen auf vegetative Funktionen wie Atmung, Herzschlag und Muskelspannung. Die Amygdala gilt als diejenige Hirnstruktur, die für die *emotionale Einfärbung von Informationen* zuständig ist: Sie reagiert bevorzugt auf Situationen, die Flucht oder Angriff signalisieren – und das meist sehr schnell, bevor sie bewusst werden. Bei Psychopathen ist sie kleiner und schlechter durchblutet.

- Der Gyrus cinguli. Er liegt oberhalb des sogenannten »Balkens«, der die beiden Hirnhälften miteinander verbindet. Er beeinflusst *Schmerzverarbeitung, Affektregulierung und Aufmerksamkeit*. Affen, denen man den Gyrus cinguli entfernt hat, werden zwar zahm, verlieren aber auch jegliches Interesse an anderen Mitgliedern ihrer Gruppe. Darüber hinaus ist der Gyrus cinguli beteiligt an der *dauerhaften Einspeicherung von negativen Gedächtnisinhalten*. Seine Unterfunktion beim Psychopathen bedeutet unter anderem, dass dieser sich schlechter an unangenehme Begegnungen mit anderen Menschen erinnert und daher weniger aus aggressiven Konfrontationen lernt.

- Die Insula. Ein entwicklungsgeschichtlich alter Teil der Großhirnrinde im oberen Temporallappen, der uns anhand vegetativer Veränderungen wie etwa einer Steigerung der Herzschlagfrequenz oder Erhöhung der Muskelspannung darüber informiert, in welcher Gefühlslage wir uns gerade befinden. Man kann sie daher als Organ zur *interozeptiven Wahrnehmung von Gefühlen* bezeichnen. Der vordere Insula-Bereich ist aber auch an unseren empathischen Verhaltensweisen beteiligt: Neurowissenschaftler konnten zeigen, dass er verstärkt aktiv wird, wenn wir an den Schmerzen anderer Menschen Anteil nehmen. Beim Psychopathen lässt sich eine solche Aktivitätszunahme nicht messen, er beobachtet die Schmerzen anderer völlig unbeteiligt.

- Der präfrontale Kortex auf der Stirnseite des Gehirns. Er besteht aus vielen Regionen mit unterschiedlichen Aufgaben und sagt uns, was in Zukunft gut oder schlecht für uns und andere ist, und *nach* unseren Handlungen produziert er Gefühle wie Schuld, Reue und ein schlechtes Gewissen, aber auch Triumph und Freude. Man könnte ihn daher als einen »biblischen Teil« unseres Gehirns bezeichnen. Bei Psychopathen funktioniert er einseitig: Sie wissen, was gut für sie persönlich ist, ignorieren jedoch, was schlecht für andere, aber auch sie selbst ist. Deswegen handeln Psychopathen oft impulsiv und ohne Reue.

Die Psychopathie speist sich also aus dem Schweigen oder der Unterfunktion verschiedener Regionen des Gehirns, die aber im Wesentlichen eines gemeinsam haben: Sie alle sind an unseren Ängsten beteiligt. Der amerikanische Psychologe James Blair konnte bei psychopathisch veranlagten Kindern zeigen, dass sie zwar heftig nach Belohnungen gieren, sich aber nicht durch Strafen beeindrucken lassen. Man kann sie also ausschimpfen oder ihnen mahnend auf die Finger klopfen, es lässt sie kalt. Man kann ihnen noch so oft erläutern, dass bestimmte Verhaltensweisen ihnen und ihrer Gruppe schwerste Schäden zufügen können, sie werden es trotzdem tun, sofern sie sich einen persönlichen Nutzen davon versprechen. Und dieses Muster setzt sich bis ins Erwachsenenalter fort, weil ja Strafen oder Strafandrohungen wirkungslos verpuffen. Während Sanktionen bei anderen Menschen zur Ausprägung von Angst- und Vermeidungsverhalten führen – meist genügt dazu bereits die entsprechende Konditionierung eines Vorbildes –, bleibt diese Konditionierung beim Psychopathen aus. Er macht weiter, völlig unberührt von den erwarteten negativen Konsequenzen seines Tuns.

Das Gehirn der Psychopathen kennt also weder Angst noch Sorge. Sie wissen zwar kognitiv um ihr Tun, sie sind sich also sehr wohl darüber im Klaren, dass ein Mensch qualvoll stirbt, wenn sie ihn in einer winzigen Kammer ohne Luftzufuhr einsperren, und sie wissen auch, dass ihnen eine hohe Strafe droht, wenn sie dabei erwischt werden. Doch das löst kein unangenehmes Gefühl aus. Ihre diesbezügliche Gleichgültigkeit wird getragen durch das mangelnde Funktionieren mehrerer Hirnregionen, durch das Verstummen eines komplexen neuronalen Funktionskreises, der normalerweise bei drohenden Strafen, Krisen und Katastrophen die Bremse zieht, indem er dem Betreffenden angstvoll die Konsequenzen seines Tuns signalisiert. Was natürlich nicht gerade hoffen lässt, dass der Psychopath moralisches Verhalten erlernen kann.

Doch es gibt noch eine andere, ermutigende Nachricht: dass nämlich gerade die Angstfunktionskreise im Gehirn extrem plastisch sind. Evolutionär gesehen wäre es wenig sinnvoll, ausgerechnet sie statisch zu belassen, wo sich doch die Umwelt ständig ändert. Diese Hirnregionen müssen vielmehr in besonderem Maße flexibel sein, insofern, als jedes Lebewesen Gefahren vermeiden muss, wenn es weiterexistieren will; und weil die Umwelt immer wieder neue Gefährdungen hervorbringt, müssen die für das Vermeiden zuständigen Angstareale im Gehirn sich anpassen und ändern. Dies ist auch beim Psychopathen so. Obwohl seine Angstzentren funktionsschwach oder sogar unterentwickelt sind, lassen sie sich durchaus anregen, fördern und aufbauen. Wie weit das schließlich gehen kann, lässt sich nur schwer vorhersagen und muss durch empirische Studien herausgefunden werden. Aber *dass* es funktioniert, ist mittlerweile klar – und darin liegt eine große Chance für die Therapie.

Das Wiedererlernen der Angst

In den frühen Zeiten der Verhaltenstherapie arbeitete man mit Elektroschocks, um einen Psychopathen zu behandeln. So spielte man beispielsweise einem Sexualtäter unterschiedliche pornographische Filme vor, von denen ein Teil von Gewalt und Misshandlungen geprägt war. Zeigte der Proband bei den Gewaltszenen auch nur die Anzeichen einer Erektion, wurde dies von einem Messgerät erfasst und einem Computer übermittelt, der ihm daraufhin sofort einen heftigen Stromschlag verpasste. Nicht schädlich, aber stark genug, um im Gehirn die Lust beim Betrachten einer brutalen Sexszene mit einer intensiven negativen Empfindung zu verknüpfen. Das lustvolle Betrachten gewaltfreier Pornofilme blieb hingegen ungeahndet und wurde manchmal sogar belohnt, beispielsweise dadurch, dass der Proband weitergucken durfte und, wie bei einem gelungenen Fernsehabend, einen Snack gereicht bekam.

Die Arbeit mit den Elektroschocks hatte beachtliche Erfolge, denn sie kommt der Arbeitsweise des Gehirns absolut entgegen. Die Psychopathen – denen ja nicht das Schmerzempfinden, sondern die emotional negative Erwartung des Schmerzreizes fehlt – lernten durch die extreme und häufige Assoziation von Schmerz und Bild, den Strafreiz durch Unterdrücken der positiven sexuellen Reaktion zu vermeiden. Die Nebenwirkungen waren ebenfalls gering. Denn die Stromschläge hatten kein gewebeschädigendes Niveau, und sie produzierten auch keine Traumata und schon gar keine zusätzlichen Aggressionen, weil sie von einem anonymen Computer verabreicht wurden, so dass der Patient sie nicht mit einer konkreten Person in Verbindung brachte. Es war einfach so, dass jedem durch sexuelle Gewalt ausgelösten Erektionsansatz wie aus dem Nichts ein äußerst unangenehmer Reiz folgte, während eine sexuelle Reaktion auf gewaltfreie Darstellungen keine negativen Folgen hatte. Ohne Bezug zu irgendeinem Subjekt, das die Strafe ausübte oder Gnade gewährte.

Trotzdem konnte sich die Elektroschocktherapie nicht durchsetzen, sie wurde vielmehr als inhumane Brutalo-Methode geächtet. Sie erinnerte zu sehr an den Film »Clockwork Orange« von Stanley Kubrick, in dem ein Sexualtäter beim Betrachten brutaler Pornofilme ein Brechmittel schlucken muss. Nicht wenige Zuschauer schlossen bei dieser Szene die Augen oder hatten sogar Mitleid mit dem Verbrecher. Es ist schon bemerkenswert, dass eine Gesellschaft, die sich nicht scheut, einen Psychopathen lebenslang wegzusperren, eben diesem eine effektive Therapie verwehrt, nur weil man sie – obwohl es objektiv falsch ist – für unmenschlich hält.

Man kann natürlich grundsätzliche ethische Bedenken gegen aversive Lernprozeduren im therapeutischen Kontext vorbringen, auch wenn die Probanden damit nach vollständiger Information einverstanden sind. Denn die Situation erscheint vergleichbar mit der Pädagogik oder der familiären Erziehung, wo grundsätzlich physisches Strafen von Kindern untersagt ist. Der Vergleich hinkt nur insofern, als es sich bei Patienten mit psychischen Störungen meist um einwilligungsfähige und -willige Erwachsene handelt. In der therapeutischen Situation sind zudem bei elektrischen Reizen sehr viel weniger unerwünschte Nebenwirkungen aufgetreten als bei verbaler Bestrafung. »Übertragungseffekte« und »Verschiebungen« im freudschen Sinne, wonach die

Aggression nur unterdrückt wird und nach Ende der Aversionstherapie an anderer Stelle umso stärker ausbricht, wurden von der Forschung klar widerlegt.

Was bleibt, ist aber natürlich das kritische Argument, dass eine derartige Prozedur »mit der Würde des Menschen« unvereinbar ist. Obwohl schwer widerlegbar und unscharf definiert, ist dieses Argument ernst zu nehmen. Vor Therapiebeginn sollte deshalb gemeinsam mit den Patienten und allen an der Aversionstherapie Beteiligten (dazu zählen auch die Opfer und potentiellen Opfer im Falle von psychopathischen oder kriminellen Menschen!) sorgfältig erwogen werden, inwieweit eine Verletzung der Würde und körperlich-seelischen Integrität vorliegen könnte. In den meisten Ländern wird dazu auch eine Ethikkommission eingeschaltet.

Aber es gibt auch sanftere Therapieoptionen. Ihr Ziel: das physiologische Reaktionsvermögen von Psychopathen zu sensibilisieren, um dadurch ihr Gefühlsleben zu reanimieren. Erreichen kann man dies beispielsweise durch das sogenannte Biofeedback. Bei dieser Methode lernt die übende Person mit Hilfe elektronischer Hilfsmittel, ein Gespür für vegetative Veränderungen wie etwa den Anstieg von Pulsschlag und Schweißproduktion oder Angstpotentialen im Gehirn zu entwickeln. Dazu beobachtet der Patient auf einem Bildschirm in leicht fasslicher Form, wie sich diese Körpersignale, beispielsweise bei einer emotionalen Vorstellung, verändern. Durch diese Rückmeldung erlernt er allmählich die Regulation der Körpersignale und auch die Verstärkung bis dato schwacher Körpersignale, ganz so, als wenn er sich die Bewegungsabläufe einer Sportart aneignen würde. Dies gelingt jedem, auch wenn Psychopathen mehr Zeit dafür benötigen. Aber vegetative Reaktionen sind letzten Endes autonome Abläufe, die nicht unbedingt das Angst-geschehen im Gehirn widerspiegeln. In Tübingen gehen wir daher noch einen Schritt weiter, nämlich direkt ans Gehirn, und verwenden anstelle des Biofeedbacks das Neurofeed-back.

Der Patient liegt dabei in einem Magnetresonanztomogra-phen (siehe Abbildung S. 31), der die Aktivitäten (den Blut-fluss) seines Gehirns in Echtzeit auswertet, wobei die bereits genannten Angstbereiche, wie etwa die Insula, erfasst wer-den. Die neuronalen Aktivitäten in den Furchtarealen wer-den auf einem Computermonitor bildlich dargestellt, bei-spielsweise in Gestalt eines Fieberthermometers. Zeigt es einen Temperaturanstieg, sind die Zielareale des Gehirns gerade besonders aktiv, doch dies spürt der Patient nicht. Er soll nur versuchen, die »Fieberkurve« nach oben zu lenken. Wobei es ihm allein überlassen ist, wie er das macht: durch emotionale Vorstellungen und Erinnerungen, mit abstrakten Gedanken oder einfach, indem er an gar nichts denkt. Da auch bei Psychopathen die Angstareale eine Mindestdurch-blutung aufweisen, kann man auf diesen minimalen Ände-rungen den Lernprozess aufbauen, so dass der Betroffene allmählich lernt, das Thermometer zu beeinflussen und seine »Temperatur« zu erhöhen. Ab einer bestimmten Stärke der Durchblutung des ausgewählten Hirnteils empfindet die Ver-suchsperson auch erstmals ängstliche Erwartungsgefühle. Diese gilt es dann zu verstärken, was in der Regel, trotz der eigentlich negativen Angstemotionen, gelingt, weil das Ge-hirn dadurch eine unmittelbare Rückmeldung über den er-reichten Aktivitätsanstieg erhält. Oder anders ausgedrückt: Es spürt nun direkt einen Effekt, und das wirkt in hohem Maße motivierend.

In der Regel lernen gesunde Menschen schon nach zwei bis drei Sitzungen, wie sie das Fieberthermometer dirigieren können. Bei Psychopathen dauert das länger, 12 bis 16 Sitzungen, doch dann schaffen auch sie es, ihre verkümmerten, funktionsschwachen Angstareale zu aktivieren. In einigen Fällen konnten wir im Hirnscan auch eine Vergrößerung der Amygdala beobachten. Die Psychopathen denken zwar beim Aktivieren ihrer Angstareale, wie wir bei späterem Nachfragen herausgefunden haben, weniger an allgemein anerkannte Horrorszenarien wie einen Autounfall oder ein Vernichtungslager, sondern eher an persönliche Vorfälle, wie etwa den Tod ihrer Oma oder ihre letzte Verurteilung vor Gericht. Doch das ist im Grunde bedeutungslos. Was zählt, ist der Umstand, dass ein Psychopath mit Hilfe des Neurofeedbacks lernen kann, die funktionsschwachen, unterentwickelten Bereiche in seinem Gehirn zu reanimieren.

Denn diese Aktivierung bedeutet, dass sich auch in seinem Wahrnehmen und Fühlen etwas geändert hat. Wir konnten dies experimentell belegen, indem wir unsere psychopathischen Patienten mit Bildern konfrontierten, auf denen grausame Szenen wie etwa verhungerte Kinder oder entstellte Kriegsopfer zu sehen waren. Vor dem Neurofeedback steckten sie all das relativ locker weg – nach der Behandlung hingegen reagierten sie deutlich sensibler darauf, was sich unter anderem auch durch Veränderungen ihres Hautwiderstandes zeigte, also dadurch, dass ihre Schweißdrüsen mehr arbeiteten als vorher.

Durch diese Wiederbelebung der Angstareale im Gehirn konnte man auch psychopathische Gewaltverbrecher positiv beeinflussen, die als absolut unbelehrbar galten. Wir hatten einen Patienten, der schon in der Schule als Drogenkonsument und kaltblütiger Schläger aufgefallen war und im Unterricht extrem schwache Leistungen zeigte. Sein Vater war ein alter Nazi, der aus seinem Sohn einen gestandenen Deutschen machen wollte und ihn immer wieder verprügelte. Seine Schwester wurde ebenfalls misshandelt, und ihr Bruder schaute teilnahmslos dabei zu. Als der Vater starb, war es eine Erlösung – und unser Patient machte keinen Hehl daraus, bei der Beerdigung feierte er eine große Party. Er geriet schließlich auf die schiefe Bahn, diente sich in Verbrecherkreisen nach oben, denn man schätzte seine zuverlässige, völlig emotionslose Brutalität. Er arbeitete unter anderem als Rausschmeißer für diverse Bars und Bordelle und als Geldeintreiber, der nicht lange fackelte. Doch seine Gewaltaktionen gerieten außer Kontrolle. Schließlich schlug er auf Leute ein, die nur zufällig in seiner Nähe waren, ohne dass sie ihn gestört hätten oder er einen entsprechenden Auftrag dazu gehabt hätte. Einfach so und völlig unbekümmert darüber, dass man ihn dafür ins Gefängnis stecken könnte.

Am Ende kam er aber hinter Gitter, und dort unterzog er sich – auf eigenen Wunsch – unserem Neurofeedback. Als er seine Haftstrafe abgesessen hatte, war er kein gewissenloser Schläger mehr. Bis heute, also seit über drei Jahren, ist er nicht rückfällig geworden. Er hat einen bürgerlichen Beruf ergriffen und auch eine positive Beziehung zu seiner Schwester aufgebaut. Wenn er bei uns zu Besuch ist und uns von seinem Alltag und den Menschen berichtet, mit denen er zu tun hat, zeigen seine Schweißdrüsen eine größere Aktivität als vor seiner Therapie. Was heißt, dass er heute emotional stärker beteiligt ist als früher. Seine damaligen Taten bereut er zwar nicht, doch damit war auch nicht zu rechnen, denn als er sie beging, konnte sein Gehirn sie noch nicht mit Reue verbinden. Aber dafür begeht er heute nichts mehr, was er bereuen könnte – und letzten Endes ist es ja das, was zählt.

Das Problem mit der Realität

Trotz der ermutigenden Ergebnisse unserer Neurofeedback-Behandlungen muss man natürlich Einschränkungen machen, was ihre realistische Einsetzbarkeit beim Psychopathen betrifft. So ist es zwar ein Fortschritt, wenn er lernt, seine Angst- und Empathiezentren stärker zu aktivieren, doch das muss ihm dann natürlich auch *immer* gelingen. Diese Gehirnareale müssen auch jenseits des Labors eingeschaltet sein und nicht nur dann, wenn ihr Besitzer sich unter wissenschaftlicher Aufsicht befindet. Sie müssen vor allem dann ihre Hemmaktivitäten entfalten, wenn es darauf ankommt, wenn also beispielsweise der wiederholte Triebtäter einem jungen Mädchen begegnet, das er haben will, oder ein notorischer Räuber beobachtet, wie eine alte Dame ihre Rente am Bankschalter abholt. Was nützt es, wenn ein Psychopath unter Laborbedingungen empathisch und rücksichtsvoll reagiert, im Alltag jedoch in die alten Verhaltensmuster zurückfällt? Ganz zu schweigen davon, dass er – als oftmals hochtalentierter Betrüger – in der Therapie sein Mitgefühl und seine Skrupel vorgetäuscht haben könnte, nur um als geheilt entlassen zu werden. Immerhin schafft er es dreimal häufiger als andere Gefängnisinsassen, die Gutachter auf seine Seite zu ziehen. Kurz: Wir können bisher nicht garantieren, dass jedem als geheilt entlassenen Psychopathen der »Quantensprung« in die Realität gelingt – und mir ist sehr wohl klar, dass dies von uns erwartet wird. Letzten Endes können wir nur dahin kommen, indem wir den therapierten Psychopathen wieder sukzessive in den Alltag »hineintrainieren«, wo er sich bewähren muss, und ihn dabei ständig überprüfen. Trotzdem bleibt natürlich ein gewisses Risiko, dass er rückfällig wird – und dies ist verständlicherweise angesichts der Konsequenzen für die Opfer nur schwer zu akzeptieren.

Eine weitere Einschränkung besteht darin, dass man einen Psychopathen überhaupt erst dazu bringen muss, dass er sich in den Hirnscannner legt und dann an seinen Hirnaktivitäten arbeitet. Bei Angstpatienten gelingt so etwas leicht, denn sie haben einen hohen Leidensdruck. Doch Psychopathen, die ja geradezu das Gegenteil davon sind, muss man erst dazu überreden. Und das gelingt in der Regel nur mit Geld. Viel Geld! Man muss sie fürstlich belohnen, und das auch noch unmittelbar, ohne Verzögerung, weil ein Psychopath nicht lange warten kann. Das treibt die Kosten der Behandlung nach oben. Andererseits muss man bedenken, dass ein Psychopath, der sein ganzes Leben in Sicherungsverwahrung verbringt, noch viel teurer kommt. Im Endeffekt sollte es sich also lohnen, ihn finanziell zum Neurofeedback zu ködern.

Nicht jeder sieht freilich ein, dass man einen Verbrecher dafür bezahlt, dass er bei seiner eigenen Therapie mitmacht. Doch man kann nicht erwarten, dass jemand, dem die hirnphysiologischen Voraussetzungen zum ethischen Handeln fehlen, durch »innere Einkehr« oder Gespräche dazu bewegt wird. Wer darauf hofft, orientiert sich an Wunschvorstellungen und nicht an den Bedingungen der hirnphysiologischen Faktenlage. Wobei hier die Faktenlage keineswegs fatalistisch im Sinne eines Nichts-geht-mehr verstanden werden soll. Vielmehr gilt es zu akzeptieren, dass Psychopathie zwar wesentlich im Gehirn begründet, dieses aber wiederum in besonderem Maße plastisch und formbar ist. Sie ist also wohl ein Schicksal, aber eben kein unabänderliches. Vorausgesetzt, dass man dem Gehirn die richtigen Lernbedingungen bietet.

Und dies gilt auch für schwere, degenerative Erkrankungen des Hirns, die gemeinhin als Untergang von Ich und Persönlichkeit gesehen werden.

8. Das trainierte Gehirn:
Besser leben mit Parkinson und Demenz

Schimpansen haben es gut. Denn ihnen bleibt erspart, worunter allein in Deutschland mehr als 1,3 Millionen Menschen – und im Jahr 2050 vermutlich sogar doppelt so viele – leiden: die Demenz. Sieht man von einigen hochbetagten Zooexemplaren ab, gibt es kaum einen Affen, der nicht mehr weiß, wo er seine Apfelsinen gehortet hat, oder der seinen Wohnort, seine Verwandten und am Ende auch sich selbst nicht mehr wiedererkennt. Schimpansen-Senioren sterben fast immer im Vollbesitz ihrer geistigen Kräfte, ihr Gehirn hat noch annähernd das gleiche Volumen wie zu der Zeit, als sie mitten im Leben standen und im Paarungsgeschehen mitmischten. Sie mögen zwar grantig, arthritisch, schwerhörig und fast blind sein, aber geistig sind sie voll da. Beneidenswert.

Bleibt die Frage, warum Schimpansen nicht dement werden. Denn sie sind uns zoologisch sehr ähnlich, und auch ihr Gehirn tickt in vielerlei Hinsicht wie unseres: Sie denken intensiv nach, wenn sie ein Problem lösen wollen; sie verstehen sich im Werkzeuggebrauch; und sie morden, lügen und betrügen, um sich persönliche Vorteile zu verschaffen. Am Leipziger Max-Planck-Institut für evolutionäre Anthropologie entdeckte man, dass bei den beiden Primatenarten nirgendwo größere genetische Gemeinsamkeiten bestehen als unter der Schädeldecke: Nur acht Prozent der Gene in Schimpansengehirnen unterscheiden sich von den unseren (wohingegen beispielsweise in den Hoden ganze 32 Prozent unterschiedlich aktiv sind). Trotzdem bekommen nur wir Alzheimer und andere Demenzen, der Affe hingegen nicht. Warum?

Die triviale Antwort fanden kürzlich US-amerikanische Anthropologen.[14] Demnach haben die Affen einfach eine kürzere Lebenserwartung als wir – und das reicht als Demenzschutz offenbar völlig aus.

Das Forscherteam um Chet Sherwood von der George Washington University vermaß per Magnetresonanz die Gehirne von 87 Menschen und 99 Schimpansen, wobei das Alter der tierischen Probanden zwischen 10 und 51 Jahren und das der menschlichen zwischen 22 und 88 Jahren lag. Das Ergebnis: Nur beim Homo sapiens konnte man einen deutlichen Rückgang des Hirnvolumens beobachten, und auch dann nur bei Exemplaren jenseits der 50-Jahres-Grenze – also in einem Alter, das von einem Affen meistens gar nicht erst erreicht wird. Was, so das Resümee der Forscher, ein ziemlich klarer Beleg dafür ist, dass eine stabile Hirnstruktur und ein hohes Lebensalter nur schlecht miteinander vereinbar sind. Oder anders ausgedrückt: Wer, wie es ja bei den Menschen der Industrienationen der Fall ist, immer älter wird, darf nicht erwarten, dass dabei sein Gehirn unverändert leistungsfähig bleibt. Man kann eben nicht alles haben.

Offenbar kommt das Gehirn mit etwa 50 Jahren an einen kritischen Punkt: Die zelluläre Leistungskraft lässt nach, und dafür sammeln sich immer mehr Stoffwechselprodukte an. Die Folge ist, dass ein umfassendes Neuronensterben einsetzt, und weil die toten Nerven nicht vollständig und nicht überall ersetzt werden, schrumpft das Gehirn. Die Schimpansen bleiben jedoch davon verschont. »Ihre Lebensuhr tickt zwar schneller, doch die entsprechenden Alterungsprozesse treffen offenbar nicht ihr Gehirn«, erklärt Sherwood. Schön für die Affen, und schlecht für uns. Doch grämen sollten wir uns deshalb nicht. Denn es hat ja auch etwas Gutes, wenn man alt wird, und unser schrumpfendes Gehirn reicht in der Regel aus, um uns halbwegs durch den Alltag zu führen, und kann sogar noch künstlerische und geistige Höchstleistungen vollbringen. Sogar dann, wenn dieser degenerative Prozess schnell abläuft, wie es bei der sogenannten Alzheimer-Erkrankung der Fall ist. Denn das Gehirn ist ein Großmeister der Kompensation (siehe Abbildung unten).

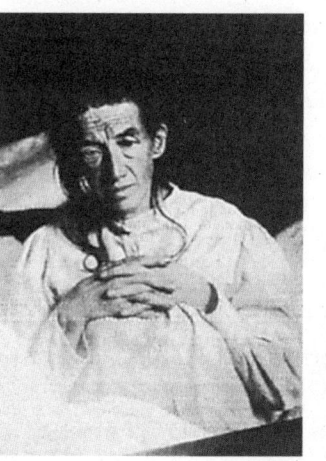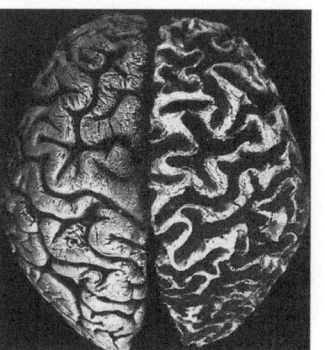

Auguste D., der erste – von Alois Alzheimer beschriebene – Fall einer Demenz
Die Gehirnhälfte der dementen Patientin ist rechts abgebildet: Die Hirnwindungen sind deutlich geschrumpft und die Furchen und Gräben deutlich vergrößert. Im Vergleich dazu stammt die linke Gehirnhälfte von einer gleichaltrigen hirngesunden Frau.

Seepferd in Not

Ausgezehrt und zerknittert, löchrig wie ein Schweizer Käse – in der herkömmlichen Vorstellung sieht das Gehirn eines Alzheimerpatienten prinzipiell so aus, als wenn jemand kleine Stücke herausgefressen hätte oder es eingetrocknet wäre wie ein Schwamm, der zu lange in der Sonne gelegen hat. Tatsächlich gehört der Hirnschwund einerseits zu den typischen Merkmalen einer Demenz. Andererseits bleibt niemand von diesem Verlust verschont, denn bereits ab dem 20. Lebensjahr sterben bei jedem von uns mehrere Tausend Hirnzellen pro Tag. Die Folgen halten sich jedoch zunächst in Grenzen. Erstens, weil die Menge der Zellen nicht allein ausschlaggebend für die Qualität der Hirnarbeit ist. Zweitens, weil mit über 20 Milliarden Neuronen und 100 Billionen Kontaktstellen (Synapsen) eine gewaltige Reserve da ist. Und drittens, weil das Gehirn aufgrund seiner Plastizität die zellulären Ausfälle gut kompensieren kann.

Alzheimerpatienten zeigen jedoch bekanntermaßen recht heftige Symptome. Sie bekommen zunächst Probleme mit dem Kurzzeitgedächtnis, dann leiden ihr Lern- und Sprachvermögen sowie ihre Feinmotorik, und am Ende erkennen sie vertraute Personen und Gegenstände nicht wieder, Selbstreflexion und Sprachvermögen versiegen: Der Patient verstummt und verliert sich. Ein Crescendo des Untergangs, das sich aber nicht nur aus einem beschleunigten Hirnzellensterben speist. Sondern auch daraus, dass es bei einem ganz bestimmten Teil des Gehirns beginnt: dem Hippocampus.

Dieses Areal gehört zu den evolutionär urtümlichen Anteilen des Gehirns und liegt im Schläfenlappen, es gibt also pro Hirnhälfte jeweils einen Hippocampus. Seinen Namen verdankt er seiner Ähnlichkeit mit dem Seepferdchen (lat. Hippocampus), das wiederum nach einem Fabelwesen der griechischen Mythologie benannt ist, dem Hippokampos. In ihm werden zwei völlig artfremde Tiere miteinander verbunden: Vorne hat es den Kopf eines Pferdes und hinten die Flosse eines Fisches. Es wird also kombiniert, was in der Natur so eigentlich nicht existiert – und damit ist prinzipiell auch eine wesentliche Funktion des gleichnamigen Hirnareals beschrieben.

Denn der Hippocampus vertäut die einzelnen Inhalte des Gedächtnisses zu einem sinnvollen, fassbaren Ganzen. Ein Beispiel: Wenn wir das Gesicht unseres Lebenspartners betrachten, sehen wir Stirn, Augen, Nase, Mund und Kinn. Doch mit diesen Sinneseindrücken besitzen wir nur das Rohmaterial. Es muss mit den Gedächtnisinhalten in unserem Großhirn zu einem »Gesamtkunstwerk« verbunden werden, damit wir das Gesicht als das unseres Lebenspartners wahrnehmen können. Wir müssen zunächst erkennen, dass die feuchten Fleischringe um die Zähne herum »Lippen« sind, wir müssen also in den Speichereinheiten unserer Großhirnrinde die passende Vorstellung für das finden, was wir sehen, und dann müssen wird dort noch die speziellen Attribute erinnern, die uns sagen, dass diese Lippen eben zu unserem Lebensgefährten gehören. Der Hippocampus bindet also die einzelnen Blumen unseres Gedächtnisses zu einem Strauß zusammen, der uns dann in der Großhirnrinde die Erkenntnis vermittelt: »Aha, das ist mein Lebenspartner.« Fortgeschrittene Alzheimerpatienten bekommen diesen Strauß nicht mehr gebunden. Sie sehen zwar Augen, Ohren, Nase und Kinn, doch sie können diese nicht mehr dem ihnen vertrauten Menschen zuordnen. Im schlimmsten Fall finden sie gar keine Begriffe mehr für das, was sie sehen, können Lippen nicht mehr als Lippen und die Nase nicht mehr als Nase erkennen. Sie verlieren Assoziationen und Zusammenhänge, die vorher selbstverständlich waren.

Erst nachdem der Zelluntergang im Hippocampus eingesetzt hat, beginnt auch das Sterben der Zellen in der Großhirnrinde. Am Ende haben wir das typisch atrophierte Gehirn des Demenzkranken vor uns (siehe Abbildung S. 179), wie wir es von vielen Abbildungen her kennen. Warum freilich die Zellen im Kortex dem Schicksal ihrer Kollegen vom Hippocampus nacheifern, ist bisher nicht geklärt. Man kann vermuten, dass sie nicht anders können. Denn wenn niemand mehr die Blumen zu einem Strauß bindet, will sie niemand mehr haben. Wenn Gedächtnisinhalte nicht mehr zu einem sinnvollen Ganzen verknüpft werden, haben sie selbst auch keinen Sinn mehr, so dass sie nicht mehr gebraucht werden – und das, was im Körper nicht mehr gebraucht wird, verkümmert, oder es wird sogar gezielt vernichtet, um ihn von der Last zu befreien. Für letztere These spricht eine aktuelle Studie der Berliner Charité, die bei Alzheimerpatienten einen Antikörper auf bestimmten Gehirnrezeptoren gefunden hat.[15] Dieser Antikörper neutralisiert und behindert die assoziative Informationsverarbeitung, die ja auf die intakten Verbindungen zwischen den Nervenzellen angewiesen ist.

Die Forscher vermuten aufgrund ihrer Entdeckung sogar, dass es sich beim sogenannten Alzheimer um eine Autoimmunerkrankung handeln könnte, ähnlich der Arthritis, wo sich die Einheiten der Immunabwehr in strategischer Verirrung auf die körpereigenen Gelenke stürzen. Dementsprechend könnten immunsuppressive Medikamente auch dem verheerenden Immungeschehen unter der Schädeldecke Einhalt gebieten. Möglicherweise ließe sich dadurch die Hirnatrophie zumindest verzögern. Möglich wäre aber auch, dass diese Mittel genauso wenig Wirkung zeigen wie alle anderen Medikamente, die bisher gegen Alzheimer entwickelt wurden.

Die Pharmaindustrie und ihre unzähligen Forscher erhoffen sich von den Demenzerkrankungen kräftige Renditen, weil nicht nur immer mehr Menschen darunter leiden, sondern dies in der Regel auch *viele Jahre* tun, so dass sie potentielle Pillen-Langzeitschlucker sind. Die Arbeiten in den entsprechenden Forschungslabors laufen daher auf Hochtouren, doch die dabei erzielten Ergebnisse sind bisher enttäuschend. Die Gewinne der Pharmaindustrie steigen zwar weiter, weil ihre Wissenschaftler und Funktionäre unermüdlich auf eine Früherkennung der Erkrankung drängen, weil dann angeblich die Medikamente besser wirken (wofür es nicht den geringsten Beweis gibt).

Doch im Hinblick auf den Therapieerfolg kam bei der Suche nach der Antidemenz-Pille bisher nicht viel heraus. Und das liegt vermutlich daran, dass die pharmazeutischen Antidementiva letzten Endes etwas aufhalten sollen, was keine Pille der Welt aufhalten kann: das natürliche Altern. Dagegen gibt es bisher kein Mittel, und das gilt auch für das Gehirn. Aber man kann ihm helfen, seine altersbedingten Schäden zu kompensieren – und hierbei stehen die Erfolgschancen ziemlich gut.

Gezielt trainieren und stimulieren

Dass die Degeneration im Gehirn wesentlich am Hippocampus ansetzt, ist zwar einerseits verheerend, weil es mitten in das Zentrum unseres Erinnerungsvermögens zielt. Andererseits trifft es ein Organ, das geradezu die Basis der Hirnplastizität bildet. Denn diese beruht im Wesentlichen darauf, dass sich die einzelnen Gedächtnisinhalte auf unterschiedlichste Weise verknüpfen lassen, und der Drahtzieher dieser Verknüpfungen ist – zumindest, wenn es sich um räumliche Assoziationen (»Wo bin ich?«) und explizit bewusste episodische Erinnerungen (»Meine Mutter heißt …«) handelt – der Hippocampus. Dass er zum Ausüben dieser Funktion ebenfalls extrem plastisch sein muss, liegt auf der Hand, und das bedeutet wiederum, dass ihm trotz fortschreitender Degeneration immer noch viele Möglichkeiten zum Erhalt seiner Funktionstüchtigkeit bleiben.

Voraussetzung dafür ist, dass man diese Ressourcen nutzt, und dazu muss man den Hippocampus trainieren und stimulieren. So wissen wohl mittlerweile die meisten, dass sich Demenz wirksam hinauszögern lässt, indem man geistig möglichst lange aktiv bleibt. Schlagworte wie »Gehirn-Jogging« und »mentales Aktivierungstraining« implizieren, dass sich das Gehirn wie alle anderen Organe fit halten lässt, wenn man es konsequent beansprucht. Was jedoch dabei gerne übersehen wird, ist, dass es darauf ankommt, *wie* dies geschieht. So hilft das fleißige Lösen von Kreuzworträtseln nur wenig, weil dabei zwar einzelne Gedächtnisinhalte aus ihren Schubladen gezogen werden, aber die Verknüpfung mit anderen Gedächtnisinhalten und damit der Hippocampus zu kurz kommen. Weitaus größere Trainingseffekte erzielt man durch Lernen im Kontext, indem man also beispielsweise Begriffe, die man sich einprägen will, in eine Geschichte integriert. Und man kann den Trainingseffekt noch weiter steigern, indem man die Geschichte absurd anlegt. Wer sich also die Begriffe »Flugzeug« und »Giraffe« einprägen will, sollte sich vorstellen, wie eine Giraffe im Flugzeug sitzt. Das ist eine ungewöhnliche Assoziation – und so etwas trainiert das Gedächtnis viel mehr als das Lösen von Kreuzworträtseln.

Wie man überhaupt das Ungewöhnliche – auch im Sinne des »Ungewohnten« – suchen sollte, um das Gehirn in Schuss zu halten. Denn wenn ein Computerspezialist sich bis zur Erschöpfung mit Bytes und Bits oder ein Schachspieler sich immer und immer wieder mit der Analyse von historischen Schachpartien beschäftigt, bringt das im Hinblick auf die Verzögerung der Demenz nur wenig. Das ist ungefähr so, als wenn ein langjähriger Fußballspieler trotz beginnender Meniskusschmerzen immer weiter kickt – die Weichen werden dann auf Überlastung und eine Verschlimmerung seiner Beschwerden gestellt, bis am Ende gar nichts mehr geht. Der richtige Weg wäre vielmehr, es mit einer anderen Bewegungsform zu versuchen, wie etwa Schwimmen oder Radfahren. Dadurch würde der Sportler den erkrankten Meniskus schonen und stattdessen Muskulatur und andere Gewebestrukturen aufbauen, die das Problemknie entlasten. Ganz zu schweigen davon, dass er weiter körperlich aktiv bleiben und von der allgemein gesundheitsfördernden Wirkung sportlicher Betätigung profitieren könnte. Und genau mit dieser Strategie, nämlich Beanspruchung und Trainingsarbeit so vielfältig und flexibel wie möglich zu gestalten, anstatt immer den gleichen Mustern zu folgen, erzielt man auch beim Gehirn die besten Erfolge im Kampf gegen die Degeneration.

Wie dies aussehen kann, zeigt eine Studie der Universität Boston.[16] Dort wurden 13 Alzheimerpatienten und 14 gesunde Senioren aufgefordert, 40 ihnen unbekannte Kinderlieder zu lernen. Dafür durften sie die Texte nicht nur mehrmals durchlesen, sie erhielten parallel dazu auch noch unterschiedliche Unterstützung: 20 der Lieder wurden ihnen vorgesprochen, die anderen 20 wurden ihnen vorgesungen. Der Lesereiz wurde also einmal mit Sprech- und einmal mit Singreizen verknüpft. Man kann davon ausgehen, dass vielleicht der eine oder andere schon einmal, beispielsweise in einem Fremdsprachenkurs, die erste Kombination kennengelernt hat, doch mit der zweiten dürften die Versuchsteilnehmer noch keine Erfahrungen gesammelt haben.

Die gesunden Probanden zeigten in ihren Lernleistungen keine Unterschiede, was die Wiedergabe der Texte anging. Egal also, ob sie die gelesenen Worte mit ihrem gesprochenen oder gesungenen Klang assoziieren konnten, die Ergebnisse waren gleich gut. Hauptsache, ihr Gehirn konnte irgendetwas assoziieren. Den Demenzpatienten hingegen fiel das Lernen mit musikalischer Unterstützung erheblich leichter. Was einerseits die klinische Erfahrung bestätigt, dass die »musikalischen Hirnareale« im degenerativen Alzheimerprozess erst sehr spät untergehen, also relativ lange erhalten bleiben. Und andererseits, dass es sinnvoll ist, die Demenzkranken mit Denk- und Lernaufgaben zu konfrontieren, in denen ihnen neue Assoziationen abverlangt werden. Dies fördert offenbar die plastischen Umbauprozesse im Gehirn (siehe Abbildung S. 188).

Musikhören allein erzielt hingegen genauso wenig Schutzeffekte wie das tägliche Fernsehgucken, nämlich so gut wie keine. Denn dabei wird nur konsumiert, also nur Aufnahme-, aber keine Verknüpfungsarbeit geleistet. Die Musik muss vielmehr mit einer Tätigkeit kombiniert werden, die vom Gehirn assoziative Aktivitäten einfordert. Wozu nicht nur das Erlernen von Texten, sondern auch motorische Abläufe wie das Tanzen oder das Musizieren selbst gehören. Aktive Musiker erkranken im Durchschnitt erst relativ spät an Alzheimer, und Dirigenten, die sich permanent mit Musik bewegen, bleiben oft völlig davon verschont. In diversen Studien hat sich eine Kombination aus aktivem Musizieren und kognitivem Training (dazu zählen Denkaufgaben, Erinnerungs- und Wortspiele) als erfolgreiche Strategie im Kampf gegen degenerative Hirnerkrankungen herausgestellt. Nach entsprechender Anleitung können die Erkrankten selbständig und alleine trainieren, doch besonders wirksam ist das Arbeiten in kleinen Gruppen. In jedem Fall sollten die Übungen so oft wie möglich wiederholt werden. Alzheimerpatienten können mit dieser Methode etwa zwei Jahre länger aktiv am normalen Alltagsleben teilnehmen, was vor dem Hintergrund, dass sie nach erfolgter Diagnose nur noch sieben bis zehn Jahre zu leben haben, ein erheblicher Fortschritt ist. Ein Fortschritt, von dem nicht nur die Betroffenen selbst, sondern auch die Angehörigen und Pflegekassen profitieren.

Aber es geht natürlich auch ohne Musik, und selbst ohne kniffligen Denksport, wenn nur das Gehirn intensiv genug stimuliert wird. Ein Forscherteam vom Universitätsklinikum in Hamburg-Eppendorf motivierte seine Probanden im Alter zwischen 50 und 67 Jahren zum Jonglieren und ließ sie drei Monate lang ein entsprechendes Trainingsprogramm absol-

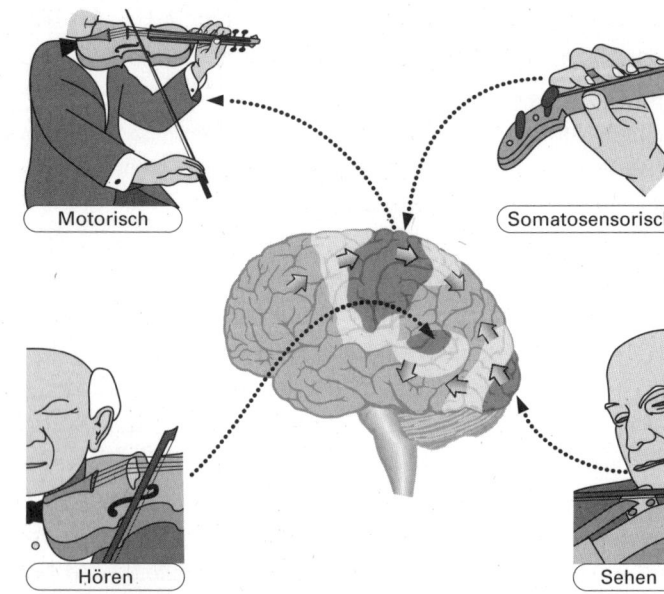

Motorisch

Somatosensorisch

Hören

Sehen

Musizieren und Gehirn

Wachstum und Verbindungen im Gehirn (positive Neuroplastizität) werden vor allem durch aktives Musizieren gefördert, weil gleichzeitig und unmittelbar aufeinanderfolgend komplexe akustische (Hören), motorische (Spielen, Singen), visuelle (Noten, andere Musiker, Dirigent) und somatosensorisch-taktile (Spüren des Instruments) Erregungsmuster vor allem in die Temporallappen und die dunkel eingefärbten zentralen Hirnregionen einlaufen und assoziativ miteinander verbunden werden. Nicht dargestellt, aber genauso wichtig sind die gleichzeitigen emotionalen Aktivierungen und die beim Notenlesen oder Notenreproduzieren entstehenden logischen Verbindungen und alle Formen von Gedächtnis und Lernen (explizit-bewusst und implizit-nicht-bewusst) im Temporallappen und Hippocampus (explizit-bewusst) und den Basalganglien (implizit).

vieren. Vorher und nachher wurden ihre Gehirne vermessen. Nach der Trainingsphase fanden die Forscher eine Vergrößerung in der Hirnregion, die darauf spezialisiert ist, Bewegung im Raum wahrzunehmen. Und: Man entdeckte eine Vergrößerung im Hippocampus, jenem Organ also, dem beim Erinnern eine Schlüsselrolle zukommt. Was sicherlich nicht nur daran liegt, dass beim Jonglieren das Gehirn in vielfältiger Weise gefordert wird, von der Motorik über die Koordination bis zur Raumorientierung. Sondern auch daran, dass es sich mit *etwas Neuem* beschäftigen und dadurch Nervenbahnen ausbilden musste, die vorher wenig bis gar nicht vorhanden waren.

Das Gehirn auf die richtige Welle trimmen

In Tübingen arbeiten wir erfolgreich mit einer Kombination aus kognitiven Trainingsprogrammen und elektrischer Stimulation. Dabei werden über Kontakte auf dem Kopf bestimmte Elektroimpulse durch das Gehirn geschickt. Sie sind schwach genug, um vom Demenzpatienten nicht bemerkt zu werden, haben also nichts mit einer Elektroschocktherapie gemein. Aber sie sind auch stark genug, um die Lernleistungen zu verbessern.

Dazu muss man wissen, dass die Neuronen in ihren Netzwerken miteinander kommunizieren, indem sie sich elektrisch aufladen und dann »feuern«. Beim Lernen sollten nun idealerweise viele Nervenzellen gleichzeitig feuern, und wenn dies öfter geschieht, stabilisieren sich die Verbindungen zwischen ihnen – und der Lerninhalt wird im Gedächtnis verankert. Nur dass eben dies bei Demenzpatienten nicht mehr funktioniert: Ihre Neuronen entwickeln nicht mehr genug Ladung, sie feuern nur noch schwach oder gar nicht. Aber man kann diesen Prozess wieder in Gang bringen, indem man von außen die gewünschte Elektroladung einspeist. Es handelt sich also bei dieser Art der Stimulation um nichts anderes, als dass man das Gehirn bei jenen Aktionen »anschubst«, für die es ohnehin konzipiert ist: nämlich das Aufbauen und Weiterleiten von elektrischen Ladungen zwischen den Neuronen.

Man sollte allerdings nicht glauben, dass dieses Anschubsen einem Weckruf gleichkommt, getreu der Devise: Ein kleiner Elektroschlag auf den Kopf erhöht die Aufmerksamkeit. Die Elektrostimulation verfolgt vielmehr das genaue Gegenteil. Oftmals erzeugt sie sogar genau die Gehirnwellen, die typisch für den Tiefschlaf sind. Denn diese Phase zeichnet sich normalerweise durch ein besonders intensives Neuronenfeuer aus, um die im Wachzustand aufgenommenen Lerninhalte dauerhaft im Gedächtnis abzuspeichern. Bei Kleinkindern kann sie mehr als ein Viertel der kompletten Nachtruhe dauern, doch bei älteren Menschen ist sie nur noch kurz, und bei fortgeschrittenen Demenzpatienten ist sie praktisch gar nicht mehr da. Wenn man nun per Elektrostimulation bei Demenzkranken im frühen Stadium die entsprechenden Wellen einspeist und ihnen so quasi den Tiefschlaf wiedergibt, kann ihr Erinnerungsvermögen durchaus einen Schub bekommen. Vorausgesetzt, dass sie ihr Gehirn weiterhin trainieren. Denn die Elektrostimulation kann das Üben nicht ersetzen, sondern nur ergänzen und seine Erfolge stabilisieren: Wenn nichts reinkommt, an das man sich erinnern könnte, kann auch nichts erinnert werden.

Üben, Lernen und Elektrostimulation können aber auch gleichzeitig erfolgen, sofern ein Wachzustand stimuliert wird. In den 1980er Jahren, als wir bei unseren Versuchspersonen und Patienten die langsamen Hirnpotentiale während unterschiedlicher geistiger Aufgaben maßen, konnten wir immer dann Leistungsverbesserungen feststellen, wenn diese Potentiale einen Bereitschaftszustand im Gehirn anzeigten. Das brachte uns auf die Idee, diesen Zustand gezielt zu erzeugen, und zwar durch die schwache elektrische Reizung von zwei Elektroden, die über den für bestimmte Leistungen zuständigen Hirnregionen angebracht waren. Die heute so populäre transkranielle Gleichstromstimulation (bzw. tDCS für transcranial direct current stimulation) war geboren. Wir führten zahlreiche Selbstversuche durch, und mitunter ergaben sich dabei Befunde von geradezu philosophischer Dimension. So verabreichten wir den Strom einmal über die linke und dann über die rechte Hemisphäre, ohne dass es die Testperson wusste. Sie benutzte dann bei anschließenden motorischen Tests immer die der stimulierten Hirnhälfte gegenüberliegende Hand, während die andere Hand nahezu beschäftigungslos blieb, der Proband zeigte keinerlei Neigung, mit ihr zu arbeiten. Wir hatten also seinen Willen manipuliert – und das lässt dann schon die Frage aufkommen, inwieweit man beim Menschen überhaupt von einem »freien Willen« sprechen sollte.

Parkinsonhirne sind Kompensationskünstler

Wie die Demenz ist auch Morbus Parkinson keine plötzlich, aus heiterem Himmel einsetzende Erkrankung, sondern ein schleichender Prozess, dem das Gehirn bis zu einem gewissen Grad erfolgreich entgegensteuern kann. Was sich allein schon am Verlauf der Krankheit ablesen lässt. Denn sie wird verursacht durch ein Sterben von dopaminergen Zellen in der Substantia nigra, einem Kerngebiet des Mittelhirns. Dadurch kursiert im Gehirn immer weniger Dopamin, das als Neurotransmitter extrem wichtig ist, weil es uns erst zu einem Wesen mit Antrieb und Motivation macht und auch für die Bewegungskontrolle benötigt wird. Man sollte also davon ausgehen, dass ein Mangel dieses Stoffes bereits früh zu den berüchtigten Parkinsonsymptomen wie Verlangsamung, Steifigkeit und Muskelzittern führt. Doch das ist nicht der Fall.

Vielmehr setzt der Zelluntergang in der Substantia nigra oft sehr zeitig ein, manchmal schon im Alter von 35 Jahren, ohne dass die Betroffenen irgendetwas merken würden. In der Regel zeigen sich die ersten Symptome im Alter von 50 bis 60 Jahren, wenn bereits 60 Prozent, manchmal sogar 80 Prozent der dopaminergen Zellen abgestorben sind. Das Gehirn schafft es also, den Schwund an Dopamin viele Jahre lang abzufedern, obwohl diese Substanz für seine Funktionen mindestens so wichtig ist wie das Maschinenöl für den Automotor. Das ist eine geradezu sensationelle kompensatorische Leistung – und wenn man sie abermals zu steigern verstünde, sollte man den Krankheitsverlauf noch weiter hinauszögern können.

Umgekehrt bewirken Parkinsonmedikamente wie L-Dopa, dass diese Kompensationsprozesse brachliegen, weil der Körper mit Dopamin versorgt wird, so dass er nicht mehr gegensteuern muss. Dies kann am Ende sogar dazu führen, dass er die eigene Produktion von Restdopamin einstellt und selbst nichts mehr zu dem Haushalt dieses Botenstoffes beitragen kann. Dadurch gerät die komplette Transmitterbalance im Gehirn aus den Fugen, die Betroffenen verlieren endgültig ihren Antrieb, sitzen oder liegen oft – scheinbar teilnahmslos – im Rollstuhl oder im Bett. Natürlich kann diese Therapie für ältere Patienten trotzdem sinnvoll sein, weil sie ihnen für die wenigen Lebensjahre, die ihnen bleiben, eine gewisse Linderung verschafft. Bei jüngeren Patienten sollte man hingegen anders vorgehen, denn sie leben möglicherweise noch sehr lange mit ihrer Erkrankung – und dafür sollte man alle Ressourcen nutzen, die der eigene Körper zur Verfügung stellt.

Wenn Parkinsonpatienten aus dem Rollstuhl springen

Die Kompensationsleistungen des parkinsongeschädigten Gehirns ruhen vermutlich auf mehreren Säulen. So ist bekannt, dass Dopamin nicht nur in der Substantia nigra, sondern auch in anderen Bereichen des Zentralen Nervensystems produziert wird. Es spricht einiges dafür, dass diese Produktionsstätten hochgefahren werden, wenn das dopaminerge Kerngebiet in die Knie geht. Eine andere Kompensationsstrategie besteht im Wiederherstellen der Botenstoffbalance, indem die Gegenspieler des Dopamins, wie etwa das Acetylcholin, heruntergefahren werden. Ein deutsches Forscherteam hat überdies herausgefunden, dass Parkinsonpatienten bereits weit vor dem Ausbrechen der ersten Symptome deutlich mehr motorische Hirnareale aktivieren, um eine Bewegung durchzuführen. Nach dem Muster: Wenn einer wegen Dopaminmangels schwächelt, verteilen wir die Aufgaben eben auf mehrere Schultern. All das sind einleuchtende Hypothesen, doch was letzten Endes tatsächlich die Kompensationsleistungen trägt, ist ungeklärt. Wichtig ist, dass sie funktionieren – und dass sie gerade bei Morbus Parkinson besonders gut funktionieren, wobei sie im Anfangsstadium der Erkrankung mehr Wirkung erzielen als in ihrer fortgeschrittenen Phase.

So wird von Parkinsonpatienten berichtet, die bereits im Rollstuhl sitzen – und doch spontan aufstehen und weglaufen können, wenn unmittelbare Gefahr droht, also beispielsweise ein Feuer ausgebrochen ist. Andere zeigen keine Regung mehr in ihrem maskenhaften Gesicht, doch bei ihrer Geburtstagsfeier können sie wieder lächeln, als wenn ihre Krankheit in weiter Ferne wäre. Solche Vorfälle haben lange Zeit den Verdacht aufkommen lassen, dass es sich bei einigen Parkinsonpatienten um Simulanten handeln könnte. Tatsächlich sind sie vor allem eines: nämlich ein Beweis für die Kompensationskräfte des Gehirns – und ein Beweis dafür, dass es Situationen gibt, in denen diese Kräfte besonders stark zur Entfaltung kommen.

Anschubhilfe für den Reservejoker

Man kann freilich einen Parkinsonpatienten nicht permanent in Todesangst versetzen, um ihn zum Laufen zu bringen, und man wird auch nicht täglich Geburtstag mit ihm feiern, um ein Lächeln auf sein Gesicht zu zaubern. Aber es lassen sich andere Situationen und Veränderungen in seiner Umwelt schaffen, die ihn animieren, aus seinen kompensatorischen Ressourcen zu schöpfen.

So kann man einen Klebestreifen auf dem Boden anbringen, der vom bevorzugten Aufenthaltsort des Kranken zur Toilette führt. Danach gehen Patienten, die es vorher nicht mehr allein dorthin geschafft haben, oft wieder ohne Hilfe zum Klo. Eine solche Verbindung kann man natürlich auch zu anderen Orten herstellen, wie etwa dem Schlafzimmer oder der Haustür, und auch dann werden sich viele Patienten plötzlich anhand der Klebestreifen wieder selbständig dorthin aufmachen. Ein anderes Beispiel: Das Treppensteigen ohne Geländer macht Parkinsonpatienten oft große Angst, so dass sie darauf verzichten oder auf fremde Hilfe warten. Wenn die Treppe jedoch ein Geländer hat, dann bewegen sie sich auf ihr, als wäre es eine Selbstverständlichkeit. Wenn ihr Bewegungsfluss doch mal stocken sollte, müssen sie sich auf die nach oben führende Linie konzentrieren, und dann funktioniert das Treppenlaufen wieder.

Doch warum bringen Klebestreifen und Geländer den Parkinsonpatienten in Bewegung? Ist es die Sicherheit, die sie vermitteln? Das würde ja in gewisser Weise unserem Feuerbeispiel widersprechen, wo gerade umgekehrt die akute Gefahr zur Bewegung geführt hat. Die akute Gefahr mobilisiert offenbar für einen Schreckmoment enorme Kräfte (Dopaminausschüttung aus den verbliebenen Zellen), was aber nicht heißt, dass der Kranke sie auch in seinem unaufregenden Alltag ständig abrufen kann. Man muss daher vermuten, dass etwas ganz anderes dahintersteckt, nämlich wieder einmal das Streben des Gehirns danach, einen Effekt zu erzielen. Der Streifen und das Geländer – sie beide bringen dem Patienten das Ziel näher, da sie die Gehrichtung vorgeben. Das Gehirn hat nun den Hinweis, dass die geplanten Aktionen auch wirklich Erfolg haben werden; es kann leichter eine Verknüpfung zwischen dem Weg und dem Ziel herstellen, so dass es an seine Ressourcen, wie etwa an seine Dopaminreserven, gehen kann, um das Handeln zu ermöglichen.

Die Klebestreifen auf dem Boden bringen den Parkinsonpatienten also nicht deshalb in Bewegung, weil sie ihm zeigen, *wo* das Klo ist. Denn das weiß er in der Regel, da er, auch wenn dies Neurologen und Psychiater im Begriff der »Parkinson-Demenz« gerne postulieren, nicht zwangsläufig kognitiv eingeschränkt ist, sondern nur Probleme hat, sich seiner Umwelt mitzuteilen und mit ihr in normalem Tempo zu kommunizieren. Die Klebestreifen bringen ihn vielmehr zum Laufen, weil sie seinem Gehirn die Sinnhaftigkeit (den Effekt) dieser Aktion bezeugen und es dadurch veranlassen, seine kompensatorischen Kräfte zu entfalten. Man kann auch sagen, die Streifen sind für das Parkinsongehirn eine Anschubhilfe zum Ziehen des Reservejokers. So wie man einen Autofahrer, dessen Karosse auf dem letzten Tropfen fährt, davon überzeugt, doch endlich den vollen Benzinkanister zu nutzen und ihn nicht aufzusparen, nur weil man glaubt, ihn für noch härtere Zeiten aufbewahren zu müssen.

Im Gehirn herrscht Solidarität

Eine weitere Methode zum Ausschöpfen der Gehirnressourcen ist das bereits erwähnte Neurofeedback per Kernspintomographie. Der Patient liegt also in der weithin bekannten MRT-Röhre, und dabei wird die aktuelle Durchblutungsverteilung in seinem Gehirn aufgezeichnet. Bei Morbus Parkinson richtet sich der Fokus naturgemäß auf die motorisch bedeutsamen Hirnareale, und zwar nicht nur auf die geschwächten, sondern auch auf jene, die in der Lage sind, die Funktionen der geschwächten Bereiche zu kompensieren. Wenn es nun dem Patienten gelingt, diese Areale intensiver zu durchbluten, wird ihm das durch ein Symbol auf einem

Bildschirm angezeigt, wie etwa durch eine Farbänderung oder ein Fieberthermometer, dessen Temperatur steigt. Wichtig: Der Patient bekommt keine Anweisungen, *wie* er das zu bewerkstelligen hat. Was er denkt oder fühlt, um das gewünschte Areal in seinem Gehirn zu durchbluten, ist allein seine Sache. Er kann dabei an seine beste Freundin denken oder an einen Spaziergang durch den Wald, an eine Erdumsegelung oder an das Champions-League-Finale – das ist ihm überlassen. Die klinische Erfahrung zeigt, dass diejenigen, die im Nachhinein nicht so recht erklären können, was durch ihren Kopf ging, als sich das Wunschsymbol auf dem Monitor zeigte, am besten darin sind, das Blut zu den Wunschregionen in ihrem Gehirn zu dirigieren. Vermutlich deswegen, weil diese Bereiche eher in der Tiefe des Gehirns liegen, jenseits von Reflexion und bewusstem Erinnern.

Ein holländisch-englisches Forscherteam erzielte mit Kernspin-Neurofeedback bei seinen Parkinsonpatienten beachtliche Erfolge.[17] Ihre Motorik verbesserte sich schon nach zwei Sitzungen um 37 Prozent, wenn man die Skala des Unified Parkinson's Disease Rating zugrunde legt, das international als Messinstrument zum Erfassen des Parkinson-Grades benutzt wird. Ob sie diesen Effekt freilich auch vom Labor auf den Alltag übertragen können, bleibt abzuwarten. Gleichwohl sind die Ergebnisse ermutigend, weil sie in gerade mal zwei Sitzungen erzielt wurden, was dafür spricht, dass sich das plastische Gestaltungsvermögen des Gehirns relativ zügig aktivieren lässt. Zudem verbesserte sich in der Studie die Durchblutung nicht nur in den Zielarealen, sondern auch in anderen Gehirnbereichen, denen beim Initiieren und Kontrollieren von Bewegung eine Schlüsselrolle zugesprochen wird, wie etwa im Subthalamus und Pallidum, die entwicklungsgeschichtlich dem Zwischenhirn zugeordnet werden.

Was wieder einmal verdeutlicht, dass man die einzelnen Hirnareale niemals isoliert betrachten sollte. Wenn eines davon schwächelt, greifen ihm andere unter die Arme; und wer eines davon trainiert, trainiert gleichzeitig auch noch andere. Denn unter der Schädeldecke sind keine Einzelkämpfer unterwegs, dort ziehen Teamplayer an einem Strang – vorausgesetzt, dass man sie nicht von außen manipuliert. Und leider ist es genau diese Strategie, die in einer pharmazeutisch orientierten Psychiatrie und Neurologie eingeschlagen wird.

Stattdessen müssten Gelder bewilligt und staatlich finanzierte Programme aufgelegt werden, um die Möglichkeiten des Neurofeedbacks zur Eindämmung von Parkinson und Demenz umfassend zu erforschen. Auf die Lobbyarbeit der Pharmaindustrie kann man hier nicht bauen, denn die hat verständlicherweise kein Interesse an Hirntrainingsmethoden. Also müssten die Kranken und ihre Angehörigen diese Mittel einfordern. Bisher geschieht dies zu selten. Denn die Patienten und ihre Familien werden von ihren Ärzten kaum über Neurofeedback informiert, weil diesen gemeinhin der Glaube an die Kontrollierbarkeit einer organmedizinischen Erkrankung fehlt.

9. Auch der Zappelphilipp ist kein Schicksal: Über die nichtmedikamentöse Behandlung von ADS

Es beginnt schon mit der Geburt. Das Baby findet kaum Schlaf, und die betroffenen Eltern natürlich auch nicht. Es weint, ist ständig in Bewegung, scheint zu leiden. Doch es hat keine diagnostizierbare Krankheit, selbst die berüchtigten Drei-Monats-Koliken scheiden als Ursache aus. Auch wenn der Schlaf sich später verbessert, ist oft bis zum Schulalter nicht an eine durchgehende Nachtruhe zu denken. Im Kindergarten wird das Kind dann meist auffällig: Es ist impulsiv, ständig in irgendwelche kleinen Katastrophen verwickelt, beschädigt meist ohne Absicht Spielzeug, ist ungeschickt und stört durch seine Sprunghaftigkeit das Spiel der anderen Kinder. Es lässt sich leicht ablenken und wechselt abrupt Spiel und Ort. Die Erzieherinnen stöhnen und kommen nicht mit dem Kind klar, andere Eltern beschweren sich. In der Grundschule wird es nicht besser. Das Kind »nervt«, es »provoziert« und überfordert Lehrer und Mitschüler gleichermaßen. Obwohl es die Aufgaben genauso wie seine Mitschüler lösen kann und dieselbe Intelligenz aufweist, fehlen ihm Konzentration und Beharrlichkeit. Jeder merkt: Dieses Kind ist anders. Erste Aggressionen treten impulsiv und oft ungebremst auf, die Sanktionen und Ablehnung der Lehrer und Mitschüler führen in der Folge zu Selbstzweifeln, einem niedrigen Selbstwertgefühl und zunehmender sozialer Isolation. Das Kind wird einsam, und die Grundsteine für eine spätere »Karriere« als Psychopath, Abhängiger und Krimineller sind gelegt. ADS, die Aufmerksamkeitsdefizitstörung, ist alles andere als eine Bagatelle.

Aber es ist auch keine zwangsläufige Katastrophe. Denn schon Albert Einstein, das »Urbild« des ewig zerstreuten Professors, soll unter ADS gelitten haben. Genauso wie Wolfgang Amadeus Mozart, Thomas Edison, Thomas Mann, John Lennon, John F. Kennedy und sogar die »große Seele« des indischen Freiheitskampfes, Mahatma Gandhi. So jedenfalls sind die vorherrschenden Meinungen in Medien und Internet, die dabei oft genug auf die Gutachten von Experten zurückgreifen können. Dies allein sollte die Eltern von heutigen ADS-Kindern beruhigen, denn ein Nobelpreis, die US-amerikanische Präsidentschaft oder eine steile Karriere als Musiker sind ja nicht gerade schlechte Perspektiven. Doch viele von ihnen bleiben untröstlich, brechen eher in Panik aus.

Sie fragen bei ihren Ärzten nach dem Arzneistoff Methylphenidat (MPH), besser bekannt unter dem Handelsnamen »Ritalin«. Denn nachdem unzählige andere Therapien gescheitert und sie mit ihrem Latein und ihren Kräften am Ende sind, erhoffen sie sich nun, dass ihr Kind in der Schule dank Ritalin endlich einmal ruhig sitzen und sich konzentrieren kann. Dass es nicht mehr als schräger und durchgeknallter Vogel gemobbt wird, sondern sich leichter einfügt und gut mit den Lehrern und anderen Kindern zurechtkommt. Darüber hinaus wird ihnen eine Verbesserung der Noten in Aussicht gestellt. Und nicht zuletzt winkt das große Versprechen, endlich – und zum ersten Mal seit Geburt des Kindes – ein normales, entspanntes Familienleben führen zu können, denn ADS-Kinder sind für viele Eltern eine enorme Herausforderung und Belastung.

Für die Pharmaindustrie indes sind solche Szenarien ein Segen. Denn kaum etwas ist besser für deren Umsatz als eine psychische Störung, welche vor allem Kinder betrifft, die Eltern vor Sorge vergehen lässt sowie den Schul- und Familienfrieden stört, die man aber auch gleich wieder durch eine Pille in den Griff bekommen kann. In den letzten zwanzig Jahren steigerte sich die in Deutschland verschriebene Menge MPH explosionsartig auf das 184fache, sie liegt nur noch knapp unter zwei Tonnen jährlich. Das Nürnberger Pharmaunternehmen Novartis machte mit Ritalin im Jahr 2010 weltweit einen Umsatz von 464 Millionen Dollar. Vier Jahre zuvor waren es noch 330 Millionen Dollar gewesen.

Vor dem Hintergrund solcher Entwicklungen fragt man sich schon, ob in letzter Zeit tatsächlich die Zahl der ADS-Kinder so dramatisch zugenommen hat oder aber nur die der ADS-Diagnosen und Ritalinverordnungen. Pharmaindustrie und Therapeuten haben natürlich ein großes Interesse daran, eine Krankheit zum Massenphänomen zu erklären, weil dies ihre Umsätze nach oben schraubt. Nichtsdestoweniger bleibt festzuhalten, *dass* es Kinder mit ADS gibt. Ob man sie jedoch mit einer amphetaminartigen Droge behandeln sollte, die im Sport auf der Dopingliste steht, chemisch mit Speed und Kokain verwandt ist, zu Abhängigkeit führen kann, das Wachstum und die Bewegungsfähigkeit der Kinder beeinträchtigt und bei der Gabe an Erwachsene unter das Betäubungsmittelgesetz fällt, ist mehr als zweifelhaft. Zumal die Plastizität des Gehirns erlaubt, dass man auch ADS ohne pharmazeutische Hilfe in den Griff bekommen kann.

Mit dem Schreibaby fängt alles an

Die ersten Anzeichen dafür, dass ein Kind ADS hat, zeigen sich oft schon sehr früh. Normalerweise entwickelt ein Kind im Alter von drei bis sechs Monaten einen festen Schlaf-Wach-Rhythmus, es muss dann nicht mehr herumgetragen und mit allen möglichen Tricks zum Einschlafen bewegt werden. Wenn jedoch ADS im Spiel ist, können die Eltern nicht ohne weiteres durchatmen, denn das Drama geht weiter. Das Baby will partout nicht einschlafen und wacht immer wieder auf, was dann in der Regel von lautstarkem Brüllen begleitet wird. Es gibt zwar auch Fälle, in denen sich ADS erst später entwickelt, infolge von Erziehung und anderen Umwelteinflüssen, doch meistens manifestiert es sich bereits in der Säuglingsphase.

Bochumer Forscher kommen in einer Auswertung von 22 Studien mit fast 17 000 Kindern zu dem Schluss, dass Babys mit sogenannten Regulationsstörungen – sie schreien viel, schlafen schlecht, lassen sich nur schwer füttern und müssen lange Windeln tragen – später mit 40fach höherer Wahrscheinlichkeit eine Verhaltensstörung mit Schwerpunkt ADS entwickeln. Solche Zahlen kann man, auch wenn sie keinen eindeutigen ursächlichen Zusammenhang herstellen, als deutlichen Hinweis darauf werten, dass die ADS-Kinder ein massives Kontrollproblem haben: Sie sind impulsiv; langweilen sich schnell; ignorieren einerseits wichtige, triviale Signale, um andererseits heftig auf andere, außergewöhnliche Reize zu reagieren; und sie lassen sich nur schwer wieder beruhigen. Dass sich dies schon derart früh zeigt, nämlich vor dem Abschluss des Säuglingsalters, könnte man überdies so interpretieren, als ob ADS im Wesentlichen genetisch bedingt ist und man von daher nichts mehr dagegen tun und nur froh sein kann, dass man es dank Ritalin zumindest zu dämpfen vermag. Doch mit dieser Schlussfolgerung sollte man vorsichtig sein.

Denn die Plastizität des Gehirns gewährleistet, dass sich auch psychische Merkmale mit starker genetischer Prägung formen lassen. Außerdem ergaben andere Studien, dass Schreibabys von Vater und Mutter besonders oft und heftig geschüttelt werden, es wäre also durchaus möglich, dass die späteren Konzentrations- und Lernprobleme bei vielen der Kinder durch neurologische Schäden infolge dieser elterlichen Gewalteinwirkung verstärkt werden. Und das Schütteln stellt dabei wahrscheinlich nur die Spitze eines Eisberges von elterlichen Frusthandlungen dar, die sicherlich nicht ohne Wirkung auf die Entwicklung des Kindes bleiben.

Es ist bislang also unklar, ob die Ursachen von ADS genetischer oder sozialer Natur bzw. eine Mischung aus beidem sind. Durch das vorhandene Datenmaterial gesichert ist lediglich die Tatsache, dass die Gehirne von ADS-Kindern schon sehr früh Regulationsprobleme haben. In ihrer fehlenden Impulskontrolle und ihrem Verlangen nach starken Reizen erinnern sie sogar an einen Typus, den wir bereits behandelt haben: den Psychopathen. Wir werden noch sehen, dass dies kein Zufall ist.

In der Schule wird es aggressiv

Im Kindergarten kommt das ADS-Kind erstmals verstärkt in Kontakt mit anderen Kindern und auch mit anderen Erwachsenen als den Eltern. Konflikte sind dann vorprogrammiert. Denn es wird nicht toleriert, wenn sich ein ADS-Kind immer vordrängelt oder permanent die Anweisungen der Erzieher ignoriert. Dann werden die Eltern beschuldigt, in der Erziehung ihres Kindes versagt zu haben, oder man legt ihnen schon jetzt nahe, ihr Kind medikamentös behandeln zu lassen, es also mit Ritalin ruhigzustellen (das in Deutschland nicht vor dem sechsten Lebensjahr verordnet werden darf). All das trägt nicht gerade dazu bei, die Situation rund um das ADS-Kind zu entspannen. Bei ihm verstärkt sich vielmehr die Gewissheit: »Mit mir stimmt etwas nicht.« Und solche Selbsteinschätzungen sorgen bei dem Betroffenen für Frustration und führen zum Verlust des Selbstvertrauens, was beides häufig in Aggression gegen andere umschlägt. Gewaltbereitschaft und feindseliges Verhalten werden gerne als typische Symptome von ADS betrachtet, doch oft resultieren sie nur aus den Frustrationserlebnissen, die mit dieser Störung und ihrer fehlenden Akzeptanz bei den Mitmenschen einhergehen.

In der Schule erfährt die Geschichte des ADS-Kindes eine weitere Zuspitzung. Denn es wird nun immer größer und kräftiger, so dass seine Lehrer und Erzieher es nicht mehr ohne weiteres zu bändigen vermögen. Außerdem fordert die Schule ein konzentriertes Arbeiten an der Sache, und gerade damit hat ein ADS-Schüler massive Probleme. Untersuchungen zufolge bekommt er schlechtere Noten und verlässt die Schule öfter ohne Abschluss als seine Altersgenossen. Als Teenager zeigt er eine Vorliebe für riskante und mitunter illegale Verhaltensweisen, fährt beispielsweise Auto ohne Führerschein oder Straßenbahn ohne Ticket und neigt zu spontanen Diebstählen. Außerdem beginnt er früher als andere, regelmäßig Zigaretten, Alkohol und andere Drogen zu konsumieren, und entwickelt auch bereits vergleichsweise früh sexuelle Aktivitäten: Man weiß, dass ADS-Jungen – 60 bis 80 Prozent aller ADS-Patienten sind männlich! – überdurchschnittlich oft an Teenagerschwangerschaften beteiligt sind. In der sexuellen Frühreife und der erhöhten Suchtneigung sowie der Affinität zu kriminellen Handlungen zeigen sich weitere Parallelen zwischen ADS und Psychopathie.

Der Ruf nach der erlösenden Pille

Die Schule und ihr Personal sind in der Regel überfordert. Der Ruf nach Ritalin wird immer lauter. Und viele Eltern, zermürbt durch die permanente fruchtlose Auseinandersetzung mit ihren Kindern und denjenigen, die sich über sie beklagen, willigen schließlich ein, ihr Kind unter Drogen zu setzen. In Deutschland schlucken etwa 200 000 Schulkinder Ritalin, in den USA sind es mehr als sechs Millionen. Den Verordnungsgipfel stellt die Altersgruppe zwischen neun und elf Jahren, das Medikament wird aber auch bereits Sechsjährigen und in den USA sogar schon Vierjährigen verabreicht. In jüngerer Zeit lässt sich zudem eine deutliche Erhöhung der Dosis beobachten. Tägliche Einnahmemengen von 60 mg und mehr sind mittlerweile keine Seltenheit, obwohl das der ausgewiesenen Höchstdosis entspricht bzw. diese gar überschreitet und das Medikament normalerweise mit 10 bis 20 mg pro Tag indiziert ist.

Dass Ritalin wirkt, also die Kinder beruhigt und ihre Konzentrationsfähigkeit steigert, kann nicht bezweifelt werden. *Wie* es das allerdings macht, erscheint auf den ersten Blick verwunderlich, da es als Verwandter der Amphetamine eine ausgesprochen aufputschende Wirkung hat. Eine mögliche Erklärung beruht auf dem biologischen Prinzip der Homöostase, wonach jeder Organismus ein Gleichgewicht der Kräfte erreichen will. Was bedeutet, dass sich der bereits erregte Körper und Geist eines ADS-Patienten durch Ritalin nicht noch weiter – möglicherweise sogar bis zur Totalerschöpfung – hochpushen will, sondern die Notbremse zieht und die Signale zur Beruhigung gibt. Auch von Kaffee wissen wir, dass er hyperaktive ADS-Kinder so wirkungsvoll »erden« kann, wie man es eigentlich von Baldrian oder Valium erwarten würde. Pharmazeutische Beruhigungsmittel bringen gar nichts, sie können ADS sogar verschlimmern, weil sie nur den Drang des Patienten verstärken, ein erhöhtes Erregungsniveau zu erreichen.

Mittlerweile ist man jedoch abgekommen von dieser Theorie, wonach Ritalin quasi homöopathisch funktioniert und Gleiches mit Gleichem bekämpft. Man geht jetzt davon aus, dass die Droge die Wiederaufnahme der Botenstoffe Dopamin und Noradrenalin am synaptischen Spalt hemmt, also dort, wo die Nervenzellen miteinander in Kontakt treten. Die Botenstoffe können weiterhin ihrem Job als Bindeglied zwischen den Neuronen nachgehen, anstatt in deren Innerem zu »versacken«. Dieser Effekt führt gerade dort zu einer starken Aktivierung, wo das ADS-Gehirn im Standby-Modus dämmert: dem präfrontalen Kortex an der Stirnseite des Gehirns. Er ist zuständig für eine situationsangemessene Handlungssteuerung und die Regulation emotionaler Prozesse. Bei ADS-Patienten zeigt er sich relativ zurückhaltend, ist er zu wenig durchblutet, doch durch Ritalin und seine Wirkungen auf den Botenstoffhaushalt kommt er wieder in Schwung. Mit der Folge, dass der betreffende Mensch sich besser konzentrieren und kontrollieren und sein Handeln dadurch den Anforderungen seiner Umwelt anpassen kann.

So weit, so gut. Doch die Droge besitzt auch viele und teilweise heftige Nebenwirkungen. Beispielsweise kann sie das Wachstum stören: Ritalin-Kinder bleiben in der Regel kleiner als andere. Außerdem unterstützt sie, wie praktisch alle psychotropen Substanzen, das Gehirn nicht nur an den Punkten, wo sie gebraucht wird, sondern flutet es mit Botenstoffen, die ihre Wirksamkeit auch an anderen, unerwünschten Stellen entfalten. Dadurch bedingte typische Nebenwirkungen sind Schlaflosigkeit, Kopfschmerzen, Nervosität, Angstgefühle, depressive Verstimmungen, Tics, Drehschwindel und Zähneknirschen. Je länger Menschen die Droge einnehmen, umso mehr zeigen sich in der Regel Nebenwirkungen. Und dazu zählt auch das Suchtrisiko, das von der Pharmaindustrie gern bagatellisiert wird, das man aber allein deshalb nicht unterschätzen sollte, weil die Arznei ja bei Menschen mit ADS eingesetzt wird, die generell stärker suchtgefährdet sind als andere.

Vom Zappelphilipp zum Psychopathen

Hinzu kommt, dass die positiven Wirkungen von Ritalin begrenzt sind. So hat es kaum Auswirkungen auf das, was mit den ADS-Patienten nach der Pubertät passiert. Die Zahl derer, die dann zum Psychopathen werden, eine Drogenkarriere einschlagen und ins kriminelle Milieu abdriften, bleibt von dem Medikament unbeeinflusst. Und dabei bestünde gerade dort ein erheblicher Handlungsbedarf. Denn in Studien fand man bei jedem fünften alkoholabhängigen Erwachsenen in der Rückschau eine Kindheit mit deutlichen Zeichen einer ADS, bei anderen Abhängigen (etwa von Heroin und Kokain) lag die Quote sogar bei 50 Prozent. Wir wissen nicht, ob die Betroffenen durch ihre Impulsivität und ihr Verlangen nach intensiven Reizen zum Ausprobieren von Drogen verleitet werden oder ob sie durch deren Einnahme eine Selbstmedikation ihrer Störung erreichen wollen – aber an dem Zusammenhang zwischen ADS und Drogenkonsum insgesamt kann man kaum zweifeln. Genauso wenig, wie man am Zusammenhang von ADS und kriminellem Verhalten zweifeln kann.

Bei den Insassen eines schottischen Gefängnisses fand man in 23 Prozent der Fälle deutliche Hinweise einer ADS-geprägten Jugend, bei jedem fünften von ihnen zeigten sich die Symptome noch im Erwachsenenalter. Die Quote fällt allerdings, wie Forensiker beobachtet haben, je nach Straftat recht unterschiedlich aus. So ist sie bei Verkehrsdelikten wie Fahrerflucht und Fahren ohne Führerschein noch relativ moderat (13 %), bei Sexualverbrechen und Raub hingegen dramatisch hoch (31 % bzw. 35 %). Diese Zahlen bedeuten, dass gerade Schwerverbrecher oft eine ADS-Vergangenheit hinter sich und zum Teil immer noch mit dieser Störung zu kämpfen haben.

Gründe genug also, nach einer nachhaltigen ADS-Therapie zu suchen. Ritalin hat sich da nicht bewährt, und im Hinblick auf die Suchtproblematik erscheint das nicht überraschend: Denn wer schon als Kind gelernt hat, dass ihm eine Droge helfen kann, wird dieses Muster stets als eine Option für sich im Hinterkopf behalten. Außerdem verweisen auch die ausgeprägten Parallelen zwischen ADS und Psychopathie auf eine eingeschränkte Wirksamkeit der pharmazeutischen Therapie: Bis heute gibt es kein Arzneimittel, mit dem man einen Psychopathen wirklich zuverlässig behandeln könnte, und bei einem ADS-Patienten, der nicht nur ähnliche Verhaltensmerkmale, sondern auch ähnliche Auffälligkeiten in der Hirnarbeit zeigt, muss man dies ebenfalls vermuten.

Es besteht aber kein Anlass zu therapeutischem Nihilismus. Auch sollten sich Eltern jetzt nicht grämen, dass aus ihrem hibbeligen und unkonzentrierten Kind später ein brutaler Psychopath werden könnte. ADS kann mit kreativen Höchstleistungen einhergehen, ungewöhnlichste Assoziationen und originelle Persönlichkeiten hervorbringen – siehe Einstein, Kennedy, Lennon & Co. Dass man seinem Kind eine solche Karriere durch Ritalingabe möglicherweise verbaut, weil es die Spontaneität, Kreativität und Emotionalität dämpft, ist zwar nicht bewiesen, aber denkbar. Zudem existieren andere Behandlungsmethoden, die das Kind nicht mit Drogen betäuben, sondern ihm beibringen, wie es sein Gehirn so stimulieren kann, dass es zu den geforderten Konzentrations- und Anpassungsleistungen befähigt wird. Denn wir haben bereits gezeigt, dass man selbst ausgewachsene Psychopathengehirne durchaus formen kann. Es ist zwar nicht einfach, weil die betreffenden Menschen oft fabulieren, täuschen und gerne mit ihren Mitmenschen – inklusive ihrer Therapeuten – spielen, aber prinzipiell kann es klappen. Und man darf getrost davon ausgehen, dass es bei ADS-Kindern umso besser funktioniert. Denn ihre jungen Hirne sind besonders plastisch und lechzen geradezu nach einer Formung. Außerdem besitzen sie einen natürlichen Drang zu Spiel und Kooperation, den man für eine Therapie nutzen sollte, so lange es geht.

Selbstkontrolle durch Neurofeedback

Einen vielversprechenden Ansatz bietet auch hier die Neuro-feedback-Therapie. Ihr Ziel besteht darin, dass der ADS-Patient die Aktivitäten in seinem eigenen Frontalhirn zu kontrollieren und dadurch Aufmerksamkeit und Konzentration zu steigern lernt. Dazu werden seine Gehirnströme von einem Computer analysiert, der sie nach ihren Frequenzanteilen zerlegt und auf einem für den Patienten sichtbaren Computerbildschirm grafisch darstellt (siehe Abbildung S. 211).

Kinder haben naturgemäß wenig Interesse an abstrakten Hirnstromkurven. Ihnen sollte man etwas Spielerisches anbieten. Wie etwa ein Flugzeug, dessen Flughöhe sie durch Veränderung ihrer Hirnaktivitäten variieren können. Oder einen Ball, den sie auf gleiche Weise in ein Tor bugsieren sollen. Er landet beispielsweise immer dann im Tor, wenn das Kind seine langsamen Hirnpotentiale steigert, was im Hinblick auf seine Aufmerksamkeitsstörung sinnvoll ist, weil es die Neuronen in den frontalen Hirnregionen voraktiviert, die wesentlich an Konzentration, Selbstkontrolle und situationsangemessener Handlungssteuerung beteiligt sind und nun also elektrisch darauf vorbereitet werden, dass sie demnächst eine Aufgabe lösen müssen.

Eine andere Möglichkeit besteht darin, mit Hilfe von Neurofeedback zu erlernen, wie man einen bestimmten Wellenbereich des Gehirns, den sogenannten sensomotorischen Rhythmus (SMR), ausweiten kann. Der SMR ist eine Oszillation, die das Hirnsystem vor Störeinflüssen schützt. Er tritt über den Bewegungszentren des Gehirns auf, hat einen regelmäßigen Rhythmus von 8 bis 15 Hz (Schwingungen pro Sekunde) und signalisiert, dass die Erregungsschleifen zwi-

Neurofeedback bei Aufmerksamkeitsstörung
(ADS – Aufmerksamkeitsdefizitstörung)

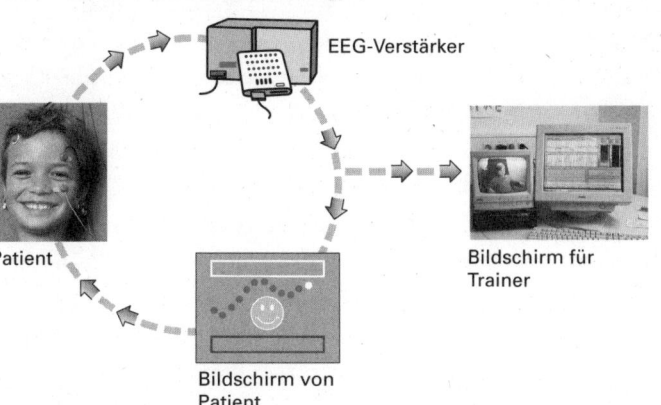

Neurofeedback-Selbstkontrolltraining bei Aufmerksamkeitsstörung
Der kleine Patient (links) sieht auf einem Bildschirm (unten Mitte) den weißen Punkt über den Bildschirm »wandern«. Er hat die Aufgabe, ihn mit seinen Gehirnwellen innerhalb von wenigen Sekunden in das obere weiße Tor zu befördern. Gelingt ihm das, so leuchtet ein lächelndes Gesicht auf und er erhält einen Punkt. Die Punkte kann er später gegen Spielsachen eintauschen. In der Mitte oben ist der EEG-Verstärker dargestellt, der die Hirnwellen aus dem Frontalkortex zum Bildschirm des Patienten und zum Computer des Therapeuten sendet. Es ist dem Patienten freigestellt, wie er den weißen Punkt ins Tor befördert: Er kann etwas denken, fühlen oder gar nichts Besonderes tun, er darf sich und seine Augen allerdings nicht bewegen. Links, am Patienten, sieht man die EEG-Elektroden, kleine Metallplättchen, die über dem Frontalkortex und den Augen aufgeklebt werden. Vor allem die gelernte Erhöhung von frontalen sogenannten langsamen Hirnpotentialen verbessert die Selbstkontrolle und Konzentration bei Lernaufgaben.

schen dem Großhirn und dem Zwischenhirn in einem handlungsbereiten Zustand sind. Bewegungen – auch vorgestellte und beobachtete Bewegungen – verkleinern bzw. unterdrücken diesen Wellenbereich; lernt man jedoch, ihn zu vergrößern, dann kann man dadurch seine Ablenkbarkeit, seinen Bewegungsdrang und seine Impulsivität abmildern bzw. unterdrücken. Bisher ist nicht klar, bei welchen ADS-Patienten das Vermehren der langsamen Hirnpotentiale und bei welchen die Ausdehnung des SMR besser ist. Da negative Störeffekte bei keiner dieser Trainingsmaßnahmen auftreten, muss man zum jetzigen Zeitpunkt experimentieren. In jedem Falle aber geht es darum, dass der kleine Patient seine Gehirnaktivitäten selbsttätig so umdirigiert, dass er auf dem Monitor und in seinem Gehirn ein bestimmtes Ziel erreicht. Ähnlich einem Computerspiel, nur dass eben keine Knöpfe gedrückt werden, sondern das Geschehen auf dem Monitor direkt über neuronale Aktivitäten gesteuert wird. Wie es freilich das Kind anstellt, woran es also konkret denkt, wenn es den Ball ins Tor bugsiert, wird allein ihm überlassen.

Im nächsten Schritt bleibt dann der Bildschirm schwarz. Das Kind sieht also kein Spiel mehr, weder Flugzeug noch Ball und Tor. Aber es wird trotzdem aufgefordert, in seinem Gehirn genau die Wege zu denken, die es vorher beschritten hat, um im Spiel gut abzuschneiden. Und wenn das dann auch, quasi im Blindflug, klappt, gibt es eine konkrete Belohnung. Einem Kleinkind beispielsweise kann man ein Spielzeug aus einer Kiste geben, die bereits zu Beginn der Trainingssitzung verheißungsvoll in seinem Blickfeld stand. Durch solche positiven Verstärkungen lernt es, sein Gehirn aus eigener Kraft in den Konzentrationsmodus zu schalten, und es beherrscht diese Technik am Ende ähnlich souverän wie Fahrradfahren, also ohne dass es sein Bewusstsein noch sonderlich dafür einschalten müsste. Der zeitliche Aufwand ist relativ gering. Im Durchschnitt reichen schon 13 Stunden Training, bis sich das Kind selbst auf Konzentrationsmodus stellen kann.

Ein Fallbeispiel: Der achtjährige Maximilian ist hochintelligent (IQ 130), zeigt aber im Aufmerksamkeitstest deutlich unterdurchschnittliche Werte und hat deshalb in der Schule vor allem beim Rechnen und allen Tätigkeiten, die eine längere Konzentration erfordern, große Schwierigkeiten. Sein Vater, ein Mediziner, weiß um die Risiken der Ritalinbehandlung und möchte daher vorerst die weniger riskante Neurofeedback-Trainingsmethode probieren. Maximilian lernt nun, die langsamen Hirnpotentiale in seinem Frontalkortex zu erhöhen, indem er auf einem Bildschirm eine von seinen Hirnpotentialen bewegte Rakete beobachtet, die er nach oben steuern soll. Steuert er die Rakete an den richtigen Bildschirmrand, leuchtet ein lachendes Gesicht auf und eine angenehme Glocke ertönt. Schafft er das zehnmal, signalisiert ihm ein Ausrufezeichen, dass er sich nach dem Training ein Spielzeug aussuchen darf. Man sagt ihm vor jeder Trainingssitzung, dass er sich nicht bewegen soll, und er merkt auch sofort, dass Bewegungen den Flug der Rakete stören. Er bekommt nur die Hilfestellung, irgendetwas zu denken.

Kinder lernen sehr schnell, ihr Gehirn zu steuern; Auskunft darüber können sie meist nicht geben, aber sie spüren nach einigen Übungsstunden durchaus, dass ihre Konzentration steigt und die Ablenkbarkeit sinkt. Nach jeweils fünf Sitzungen machte Maximilian die Aufmerksamkeitstests. Bereits nach zehn Sitzungen zeigte er erstmals völlig normale Werte, und auch die Beurteilung der Lehrerin war deutlich verbessert. Er musste dann natürlich noch lernen, dieses Prozedere immer dann durchzuführen, wenn es konkret gebraucht wird, wenn er also etwas lernen oder ein kognitives Problem lösen soll. Dies geschieht ebenfalls durch positive Verstärkung: Das Kind wird also jedes Mal belohnt, wenn es sich unter Umschaltung auf seinen persönlichen Konzentrationsmodus etwas eingeprägt oder eine Aufgabe gelöst hat. Wobei natürlich auch schon eine gewisse Belohnung darin besteht, dass es bei diesen Übungen besser abschneidet als vorher. Der Vorgang automatisiert sich und verändert das Gehirn dauerhaft so, dass der Patient die Denkstrategie, die er im Neurofeedbacktraining erlernt hat, bei Bedarf zuverlässig einsetzen kann, so dass seine Aufmerksamkeitsstörung kein sonderliches Problem mehr ist.

Ähnlich wie Ritalin –
aber mit mehr Perspektive

Die therapeutischen Effekte des Neurofeedbacks sind, wie man in Studien nachweisen konnte, vergleichbar mit denen von Ritalin: gleiche Konzentrations- und Leistungssteigerung, gleich angepasstes Sozialverhalten, gleiche Beruhigungswirkung. Nur dass eben keine Nebenwirkungen auftreten wie beim Medikament. Außerdem hat Neurofeedback größere Chancen auf Nachhaltigkeit, da erlernte Verhaltensmuster auch die Pubertät überleben können, und wenn nicht, kann man sie immer wieder neu einüben.

Wenn man das Neurofeedback per EEG durchführt, nähert man sich dem Ziel, nämlich der Aktivierung frontaler Hirnregionen, *eher indirekt*, indem man das verstärkte Auftreten langsamer Hirnströme als Indikator für eine verstärkte Arbeit eben dieser Regionen interpretiert. Die therapeutischen Erfolge stützen diesen Ansatz, doch eine größere Präzision hätte man, wenn sich die Mobilisation des frontalen Kortex im Stoffwechsel des Hirns beobachten ließe. Eine Möglichkeit dazu bietet die sogenannte Nahinfrarotspektroskopie (NIRS), bei der man dem Patienten eine Haube auf den Kopf setzt, die mit Leuchtdioden ausgerüstet ist, welche langwelliges Infrarotlicht durch den Schädel senden. Je nachdem, wie stark das Hirngewebe durchblutet wird, werden die Strahlen unterschiedlich reflektiert, und dies wird mit Sensoren erfasst. Mit dieser Methode lässt sich also aufzeigen, wo im Gehirn gerade besonders viel Blut fließt und dementsprechend starke neuronale Aktivitäten stattfinden.

Außerdem bietet sie sich insbesondere für jene Patienten an, die nicht nur mit Aufmerksamkeitsstörungen, sondern auch noch mit ausgeprägter Hyperaktivität zu kämpfen haben (ADHS = Aufmerksamkeitsdefizit-/Hyperaktivitätsstörung). Denn die Haube mit den Leuchtdioden wiegt nicht mehr als eine Badekappe, die Kinder können sogar damit herumlaufen und währenddessen lernen, jene Hirndurchblutung zu produzieren, die mit Bewegungshemmung einhergeht. Wobei jedoch anzumerken ist, dass viele ADS-Kinder nur deswegen zappelig werden, weil sie mit ihrer Situation nicht klarkommen und ihren Frust in impulsiven oder sogar aggressiven Bewegungen ausagieren. Bei ihnen ist also die Hyperaktivität kein primäres Symptom, sondern eine Folgeerscheinung ihrer Aufmerksamkeitsdefizite – und hier kann dann wieder ein Neurofeedback mit EEG hilfreich sein.

In Tübingen hat man mit Neurofeedback schon beachtliche Behandlungserfolge erzielt, sowohl bei ADS als auch bei ADHS. Es bietet eine echte Alternative für diese Störungen, deren Therapie bislang einseitig von Ritalin und ähnlichen Arzneimitteln bestimmt wird. Sein entscheidender Vorteil: Das Gehirn wird nicht pharmazeutisch manipuliert, sondern nimmt selbst die Zügel in die Hand, um sich aus seiner

Funktionsstörung zu befreien. Das reduziert nicht nur das Risiko für Nebenwirkungen, sondern erhöht auch die Wahrscheinlichkeit für eine gewisse Stabilität des neuerworbenen Funktionsstatus des Gehirns. Die von uns behandelten ADS-Kinder besaßen meistens noch zwei Jahre später eine relativ gute Konzentrationsfähigkeit, und wenn sich der therapeutische Effekt abschwächt, kann man ja problemlos weitere Neurofeedbacksitzungen nachschieben.

Demgegenüber existieren für Ritalin nur Belege für Kurzzeit-, nicht aber für Langzeiteffekte, die bis in die Zeit nach der Pubertät hineinreichen. Es deutet vieles darauf hin, dass mit dem Absetzen des Medikaments ADS keineswegs erledigt ist, dafür aber oft neue Probleme hinzukommen, wie etwa Entzugserscheinungen, Angstzustände und depressive Verstimmungen. Ganz zu schweigen davon, dass Ritalin und seine Verwandten den Reifungsprozess von Kindern und Jugendlichen beeinträchtigen können. Ihre Wirkung beschränkt sich eben auf das, was pharmazeutisch machbar ist: Durch Medikamente lernt ein Mensch nichts hinzu.

10. Genie für alle:
Wie wir unsere Wahrnehmung
verbessern können

Kim Peek war ein außergewöhnlicher Mann. Dabei sah es zunächst nicht so aus, als würde überhaupt irgendetwas aus ihm werden. Sein Schädel war bei der Geburt um ein Drittel größer als bei anderen Babys, so dass er für die Nackenmuskulatur zu schwer war und immer wieder nach vorne sackte. Kim hatte zwar nicht den berüchtigten Wasserkopf, aber die Ärzte empfahlen den Eltern trotzdem, nicht zu viel von ihm zu erwarten. Eigentlich sei die Lage hoffnungslos. Denn der Junge sei behindert, so ihr Argument, man solle ihn am besten in eine Pflegeeinrichtung geben.

Und tatsächlich stellte sich Kim als ziemlich ungelenk und tapsig heraus, er lernte erst spät laufen und sprechen, mit dem Schuheschnüren und dem Knöpfen von Hemden hatte er lebenslang Probleme. Der Junge mit dem Riesenkopf sortierte lieber tagaus, tagein Papierschnipsel, und wenn man ihn dabei störte, reagierte er hysterisch. Gleichaltrige sahen in ihm einen Außenseiter, doch das schien ihn nicht weiter zu stören. Er lebte in seiner eigenen Welt, begann zu lesen und sich das Gelesene einzuprägen. Und wie!

Im Alter von vier Jahren konnte er bereits acht Lexikonbände auswendig aufsagen, und das nahezu fehlerfrei. Sein Vater erkannte, dass man Kim anders fördern musste als üblich. Er löste jeden Tag Kreuzworträtsel mit seinem Sohn und gab ihm stapelweise Bücher und Zeitungen zu lesen, und als man Kim wegen Verhaltensauffälligkeit von der Schule wies, engagierte er einen Hauslehrer für ihn. Der Aufwand sollte sich lohnen, Kim schaffte seinen Schulabschluss. In IQ-Tests schnitt er allerdings recht unterschiedlich ab. Je nach Test und Testschwerpunkt erreichte er darin einen Wert von 184 – Einstein – oder aber nur einen Wert von 72 – debil.

Als Zwölfjähriger rezitierte Kim bei einem Gottesdienst 40 Zeilen aus der Bibel, obwohl er sie nie gelesen, sondern nur ein einziges Mal gehört hatte. Nun wurde die Öffentlichkeit aufmerksam. Das Getuschel über den sonderbaren Knaben drang bis nach Hollywood. Er avancierte zur personalisierten Vorlage von »Rain Man«, jenem Film, in dem sich Dustin Hoffman als schräger, aber sympathischer Autist mit extremen Einzelbegabungen in die Herzen der Zuschauer spielte. Zu Recherchezwecken verbrachte der Schauspieler einen Tag mit dem Gedächtnisgenie, und danach riet er Kims Vater Fran, mit dem Talent des Sohnes nicht weiter hinter dem Berg zu halten. Öffentliche Auftritte würden den Jungen aus seiner Einzelgängerecke herausholen und darüber hinaus die Familienkasse auffüllen, die das dringend nötig hatte, weil dem alleinerziehenden Vater schon seit Jahren kaum Zeit für den Gelderwerb blieb.

Doch Fran zögerte zunächst. Er glaubte, dass sich sein Sohn nur in seiner gewohnten Umgebung wohl fühlen würde. Aber dann akzeptierte er die ersten Einladungen. Kim gab Interviews und brillierte an Schulen und Universitäten mit seinen Gedächtniskünsten, und dabei zeigte sich, dass er auch soziale Kompetenzen entwickelte. Die Peeks wurden zu einem Dreamteam wie weiland Steffi und Vater Graf: Das

Kind machte die Performance, der Vater das Management, und beide profitierten davon. Die Öffentlichkeit sah das zwar gerne anders, vermutete hinter Fran den weitaus größeren Profiteur, doch man muss ganz klar sagen, dass Kim unter den neuen Anforderungen aufblühte. Ein Autist, so wie er von Hoffman in dem Film gespielt wurde, war er ohnehin nicht. Er war zwar »schräg« und wäre ohne seinen Vater nicht in der Welt zurechtgekommen, auch kommunizierte er staksig und unorthodox (»Ich freue mich, Sie kennengelernt zu haben. Ich bin gern in Ihrer Zeit.«), und er brauchte immer wieder seine Auszeiten, in denen er sich hochkonzentriert mit Dingen beschäftigte, für die sich ein anderer Mensch nicht einmal ansatzweise interessieren würde. Aber ansonsten suchte er die Gegenwart seiner Mitmenschen, von denen er respektiert und verstanden werden wollte wie jeder andere auch.

Und Kim liebte es, sein Publikum mit spektakulären Gedächtniskunststücken zu verblüffen. So wusste er auf Zuruf zu jedem Datum den passenden Wochentag und zu jeder amerikanischen Stadt die passende Postleitzahl zu nennen. Auch konnte er sämtliche deutschen Regierungschefs seit Bismarck aufzählen und die einzelnen Instrumente eines Orchesterstücks anhand eines sekundenkurzen Ausschnitts identifizieren. Insgesamt hatte Kim die Inhalte von 12 000 Büchern in seinem Gehirn gespeichert. Er verstand sie zwar meistens nicht, aber er konnte sie wie auf Knopfdruck herunterbeten. Er brauchte sich die Doppelseite eines Buches nur etwa sieben Sekunden lang anzusehen, um sich ihren Inhalt vollständig einzuprägen.

Neurologen wollten natürlich wissen, was sich unter Kims riesiger Schädelkalotte verbarg. Sie entdeckten mit funktioneller Kernspintomographie nicht nur ein besonders voluminöses Großhirn, sondern stellten auch fest, dass es kaum mit den unteren Hirnschichten verbunden war. Das Kleinhirn erschien ungewöhnlich klein, was Kims motorische Defizite erklären könnte. Besonders auffällig aber war, dass die Balkenverbindungen zwischen den beiden Hemisphären weitgehend fehlten, und wenn die Hirnhälften sich nicht gegenseitig beeinflussen und in die Schranken weisen können, fließen möglicherweise ungebremst Informationen ins Bewusstsein. Doch all das erklärt Kims Begabungen nur unvollständig. Es bedient vielmehr unser bequemes Vorurteil, wonach ein Savant, also eine Inselbegabung, nur möglich ist, wenn im Gehirn etwas schiefläuft, weshalb wir gleichsam getröstet sind, dass wir selbst zwar nicht so brillant, dafür aber wenigstens gesund im Kopf sind.

Es ist jedoch eine Tatsache, dass nur 50 Prozent der Savants ausgewiesene Autisten sind und es in der anderen Hälfte durchaus Persönlichkeiten gibt, die zwar aufgrund ihrer einseitigen Begabung exotisch wirken, ansonsten aber auf ähnliche Weise denken wie andere Menschen. Was natürlich die Frage aufwirft, ob prinzipiell jeder von uns ein bisschen Savant werden kann. Denn wenn wir ehrlich sind, wären wir ja oft genug froh darüber, wenn wir uns Fakten ähnlich leicht einprägen könnten wie Kim und beim Rechnen anstelle des Taschenrechners nur mal eben unser Gehirn einzuschalten bräuchten. Und wer von uns hat sich nicht schon insgeheim danach gesehnt, seine Mitmenschen durch außergewöhnliche Fähigkeiten zu beeindrucken? Auch wenn es unwahrscheinlich klingt: Völlig ausgeschlossen ist das Erreichen einer solchen Inselbegabung für Normalsterbliche nicht – das Gehirn bietet uns jedenfalls die Möglichkeit dazu.

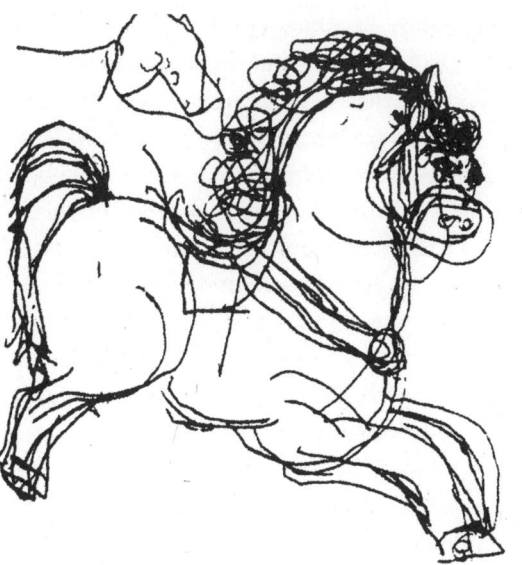

Zeichnung eines dreijährigen autistischen Savants
Die exzellente künstlerische und zeichnerische Darstellung eines Pferdes belegt die für einen Dreijährigen ungewöhnliche Hochbegabung in einem ausgewählten, isolierten Bereich. Zeichen-, Gedächtnis- und Rechenbegabungen sind besonders häufig.

Der flinke Griff aufs Vorbewusste

Wir beschäftigten uns in Tübingen mit dem Phänomen der Savants und untersuchten Autisten mit Inselbegabung. Es zeigte sich, dass ihr Gehirn bei einer Wahrnehmung deutlich schneller aktiv wird. Es werden vor allem jene Gehirnareale mobilisiert, die für das »präattentive Wahrnehmen«, die frühe, vorbewusste Verarbeitung von Signalen, zuständig sind, die in den ersten 100 Millisekunden stattfindet. Diese Bereiche sind unterschiedlich im Gehirn verteilt, je nachdem, welche Reizwege beschritten werden. Im Falle akustischer Signale liegen sie also beim Hörzentrum, auf der oberen Windung des Schläfenlappens; und im Falle visueller Signale beim Sehzentrum, im hinteren Teil des Großhirns. Bei kombinierten Reizen – die ja eher die Regel sind – können auch mehrere Areale aktiv sein. Von größerer Bedeutung ist aber, dass beim Savant nicht das bewusste und gefilterte, sondern das vorbewusste und ungefilterte Wahrnehmen dominiert. Er hat einen leichteren Zugriff auf das, was gerade im Gedächtnis abgelegt wird, aber noch nicht bewusst ist. Was hingegen danach geschieht, also 200 bis 300 Millisekunden später, wenn die Wahrnehmung ins Bewusstsein dringt, ist bei einem autistischen Savant unterentwickelt.

Um zu verstehen, was dies konkret bedeutet, empfiehlt sich ein Beispiel aus dem Alltag. Angenommen, wir fahren mit dem Auto durch die Stadt. Plötzlich schaltet die Ampel an der Kreuzung auf Rot. Dieser Reiz passiert zunächst die unbewusste Vorverarbeitung binnen der ersten 100 Millisekunden, was aber schon reicht, um den Reiz intuitiv richtig, nämlich als potentielle Gefahr einzuschätzen, so dass wir umgehend auf die Bremse steigen. Mit der Folge, dass unser Auto zum Stehen kommt und wir die rote Ampel meistens erst registrieren, wenn bereits die Bremsen quietschen. Denn zum Bewusstwerden eines Signales bedarf es einer längeren Zeit und einer weitergehenden Ausbreitung der Erregung im Gehirn, die mindestens 200, wenn nicht sogar 300 Millisekunden dauert. Wir atmen tief durch und lehnen uns zurück. Noch einmal Glück gehabt! Und dieses Glück besteht vor allem darin, dass unser Gehirn eben auch auf Reize reagiert und sie in ihrer Bedeutung einschätzt, *bevor* sie uns bewusst sind. Das war im Überlebenskampf schon immer sinnvoll und ist es bis heute. Nur dass wir uns früher vor Bären in Acht nehmen mussten, während es heute darum geht, im Straßenverkehr zu überleben.

Das Gehirn eines autistischen Savants hat nun einen besonders guten Zugriff auf das Vorbewusste. Was aber keineswegs bedeutet, dass er deswegen extrem schnell reagiert. Im Gegenteil. Er ist alles andere als ein Überlebenskünstler, würde bei der roten Ampel vermutlich sogar viel langsamer das Bremspedal drücken als wir. Aber er könnte, je nach Art seiner Inselbegabung, blitzschnell sagen, wie viele Ampeln an der besagten Kreuzung auf Rot gestellt sind oder wie viele Autos und Fußgänger sich an ihr befinden. Oder er würde, ähnlich wie der »Rain Man«, sofort wissen, wie viele Streichhölzer beim Bremsen aus ihrer Schachtel gefallen sind. So schnell, wie wir auf die Bremse treten, kann er zählen. Aber ihm fehlt der Filter, der ihm aus dem Meer der Informationen die zentrale Information zukommen lässt, dass er schnellstmöglich auf die rote Ampel reagieren soll. Stattdessen registriert er auch unwichtige Dinge – oder besser gesagt: Dinge, die *uns* unwichtig erscheinen. Und er macht dies mit einer Perfektion, die wiederum für uns unglaublich ist.

Man könnte auch sagen, dass das Wahrnehmungsfenster eines Savants offener, weniger selektiv ist als das unsere. Andererseits hat er aber auch deutlich weniger Fenster als wir. Kim Peek konnte zwar die Namen der Baseballspieler aus allen US-Endspielen der letzten Jahrzehnte herunterbeten, doch er hatte Probleme, sich die Gesichter seiner Mitmenschen einzuprägen. Das Zähneputzen lernte er auch nicht so recht, wie er überhaupt nur wenig auf seine Gesundheit achtete: Er starb im Dezember 2009 im Alter von 58 Jahren an einem Herzinfarkt, und das dürfte wesentlich daran gelegen haben, dass er sich kaum bewegt und dafür umso mehr gegessen hat.

Weitaus weniger Glück hatte hingegen ein anderer Savant, der russische Journalist Solomon Schereschewski. Er konnte aufgrund eines Hirndefekts nichts mehr vergessen, egal, wie sinnlos die Erinnerung war. Er litt Höllenqualen, konnte nicht mehr arbeiten und musste sich als Gedächtniskünstler im Zirkus verdingen. Verzweifelt suchte er nach Techniken, um vergessen zu können. So schrieb er gelesene Zahlenreihen auf ein Stück Papier und verbrannte es – aber die Zahlen erschienen ihm wieder, auf den verkohlten Resten. Solomon versank schließlich in Depressionen und Wahnvorstellungen und starb 1958 im Alter von 70 Jahren.

Den Zusammenhang von Wahnsinn und ungefilterter Wahrnehmung zeigt auch der Umstand, dass Schizophreniepatienten oft mit einem fotografischen Gedächtnis ausgestattet sind. Schwer zu sagen, was hier Ursache und was Wirkung ist – aber es gibt offenbar gute Gründe dafür, dass ein Mensch normalerweise sein Wahrnehmungsfenster nicht allzu offen hält. Denn es würde ihn überfordern. Es ist daher kein Zufall, dass Inselbegabte besonders oft unter Autisten zu finden sind. Deren Krankheit bringt es mit sich, dass sie viele kognitive, soziale und sprachliche Defizite haben und dadurch nur eine stark begrenzte Anzahl an Wahrnehmungsfenstern entwickeln, so dass sie nicht unter einer Flut von Informationen begraben werden.

Ein bisschen Savant

Dennoch spricht nichts dagegen, dass wir unser persönliches »Savantfenster« öffnen. Denn in unseren Tübinger Studien wurden nicht nur autistische, sondern auch gesunde Menschen mit Inselbegabungen untersucht. Es zeigte sich, dass ihr Gehirn im Hinblick auf die Wahrnehmungspriorität ähnlich funktionierte, es hatte also ebenfalls einen flinken und ausgeprägten Zugriff auf das Vorbewusste. Die Hirnstromkurven und MRT-Untersuchungen ließen da keine Zweifel. Aber im Unterschied zu den Autisten wurden sie nicht von diesen Informationen geflutet, sondern waren in der Lage, die in der Situation wichtigsten herauszufiltern. Was einerseits bedeutet, dass Inselbegabung nicht automatisch mit einer schweren Hirnstörung einhergehen muss. Und andererseits, dass es auch einem gesunden Menschen möglich sein sollte, sich zumindest bis zu einem gewissen Grad savanthafte Fähigkeiten anzueignen.

Ein Weg dahin führt über die elektrische Hirnstimulation. Wie diese funktionieren kann, zeigt eine Studie des spanisch-amerikanischen Hirnforschers Alvaro Pascual-Leone. Seinen Probanden wurde zunächst eine Geschichte vorgelesen, die sie später nacherzählen sollten. Bei einigen Probanden wurde während des Vorlesens der Frontal- und Schläfenlappen im Großhirn stimuliert, und zwar per »Transkranieller Magnetstimulation« (TMS), die das Gehirn pulsierenden Magnetfeldern aussetzt. Die übrigen Probanden hatten zwar auch die typischen TMS-Spulen am Kopf, doch sie waren inaktiv, funktionierten also nur als Placebo. Das Ergebnis: Die elektrisch stimulierten Teilnehmer konnten beim Erzählen 15 Prozent mehr Details aus der Geschichte abrufen.

Die australische Forscherin Robyn Young behandelte ihre Probanden mit repetitiver TMS, bei der die magnetischen Impulse in kurz aufeinanderfolgenden Salven von 10 bis 20 Hz (Schwingungen pro Sekunde) »abgefeuert« werden. Sie konzentrierte sich dabei vor allem auf jene Hirnareale, die für das vorbewusste Wahrnehmen zuständig sind. Fünf ihrer insgesamt 17 Probanden erlangten dadurch tatsächlich eine Inselbegabung: Sie konnten sich plötzlich alle möglichen Kalenderdaten merken oder entwickelten überragende zeichnerische Fähigkeiten, die man vorher von ihnen nicht gewohnt war.

Bleibt festzuhalten, dass die elektrische Stimulation in der australischen Studie in zwölf von 17 Fällen wirkungslos blieb. Zudem haben solche Verfahren immer etwas von einer Manipulation: Einer stellt die Maschine an, und dann ändert sich der Mensch, den man daran angeschlossen hat. Was nicht nur ethische Fragen aufkommen lässt, sondern auch Zweifel, wie stabil die dabei erzielten Effekte sind, wie lange sie also anhalten, wenn man nicht mehr zwischen den Magnetspulen sitzt.

Mehr Aufmerksamkeit durch Meditation

Andere Möglichkeiten zum Öffnen des Wahrnehmungsfensters bieten meditative Techniken, wie sie in asiatischen Religions- und Philosophieschulen angewendet werden. Das ihnen zugrunde liegende Prinzip der ziellosen Vergegenwärtigung, der absoluten Aufmerksamkeit für den Augenblick birgt bereits viele Aspekte des präattentiven Wahrnehmens, das wir soeben besprochen haben. Der japanische Zen-Meister Takuan Sōhō sagte einmal:

»Wenn ihr einen Baum anschaut und ein einziges seiner roten Blätter betrachtet, werdet ihr die anderen überhaupt nicht sehen. Wenn aber das Auge sich an keines der Blätter heftet und ihr den Baum betrachtet, ohne irgendetwas im Sinn zu haben, so sind Blätter ohne Zahl dem Auge sichtbar. Nimmt aber nur ein einziges Blatt das Auge gefangen, so ist es, als wären die übrigen Blätter nicht da.« Dieser nicht anhaftende, zweckfreie Blick auf den Baum als Ganzes erinnert schon stark an das weitgeöffnete Wahrnehmungsfenster der Savants.

Nichtsdestoweniger hatte ich früher eine große Skepsis gegenüber Yoga, Meditation und anderen Übungen zur angeblichen Erweiterung des Bewusstseins. Was auch daran lag, dass wir im EEG bei meditierenden Menschen zunächst keine besonderen Hirnaktivitäten sahen. Sie erinnerten eher an einen ganz normalen, irdischen Schlaf als an ein transzendentes Bewusstsein. Doch das lag offenbar daran, dass wir es mit Laien zu tun hatten, die das Meditieren noch nicht lange genug praktizierten. Schließt man hingegen erfahrene Yogis oder Zen-Meister ans EEG, bietet sich ein anderes Bild. Zwar immer noch nicht transzendent, aber anders als beim Schlafen – und das gilt nicht nur für die Hirnstromkurven.

Als die walisische Psychologin Jane Raymond 1992 ihre Probanden auf einem Bildschirm mit einer schnellen Abfolge von Buchstaben konfrontierte, zeigte sich, dass diese nur dann einwandfrei erkannt wurden, wenn zwischen ihrem Erscheinen mehr als 500 Millisekunden lagen. Sobald sie jedoch in kürzeren Abständen aufeinanderfolgten, wurde der zweite Buchstabe fast immer komplett übersehen, er fand für das Bewusstsein praktisch nicht statt. Seit diesen Befunden galt die Unfähigkeit, schnell aufeinanderfolgende visuelle

Reize wahrzunehmen, als Grundkonstante unseres Wahrnehmungssystems. Doch 2007 wurde sie als Variable entlarvt.

Die amerikanische Neurowissenschaftlerin Heleen Slagter ließ 17 Personen die gleichen Tests durchführen, die seinerzeit die Probanden in Wales absolvieren mussten.[18] Nur dass die Tests an zwei verschiedenen Zeitpunkten stattfanden: einmal direkt bei Studienbeginn und dann nach einem dreimonatigen intensiven (acht bis zehn Stunden pro Tag!) Meditationstraining. Es gelang nun sämtlichen Probanden, auch den zweiten Buchstaben zu sehen. Die 23 Personen der Kontrollgruppe hingegen, die lediglich eine einstündige Einführung ins Meditieren erhalten und es dann gelegentlich zu Hause damit versucht hatten, konnten ihr »Aufmerksamkeitsblinzeln« (attentional blink) nicht verbessern. Ihnen schlüpfte der zweite Buchstabe immer noch durch die Wahrnehmungsmaschen.

Um zu erklären, warum die Meditierenden ihre Aufmerksamkeit so deutlich steigern konnten, setzte Slagter sie ans EEG. Die dabei gemessenen Stromkurven zeigten nach dem Erblicken des ersten Buchstabens weniger Ausschläge und einen deutlich geringeren »Nachhall« als sonst, das heißt, sie waren vor dem zweiten Buchstaben schon fast wieder auf dem Ausgangsniveau. Dies könnte bedeuten, dass die Probanden dann auch wieder genug neuronale Kapazitäten hatten, um den zweiten Reiz bewusst wahrzunehmen. Oder anders ausgedrückt: Sie konnten sich ihre Aufmerksamkeitsressourcen besser einteilen, weil sie weniger heftig auf die ihnen dargebotenen Reize reagierten – und dies ließe sich wiederum darauf zurückführen, dass sie wirklich nur die einzelnen Buchstaben sahen und ihr Gehirn nicht versuchte, sie in irgendeine Struktur, in einen Sinnzusammenhang oder eine Bedeutungshierarchie einzuordnen.

Was aber als Erkenntnis bleibt, ist die Tatsache, dass man mit meditativen Übungen das Wahrnehmungsfenster für den Augenblick öffnen kann. Gegenüber technischen Verfahren haben Meditationen überdies den Vorteil, dass der Mensch durch sie lernt, wie er *sich selbst* in Richtung Savant dirigieren kann. Nicht andere rufen sein Savantpotential ab, wenn sie es wollen, sondern er tut es aus eigenem Antrieb. Allerdings sind meditative Techniken nicht jedermanns Sache. Aus diversen Studien weiß man mittlerweile, dass solche Verfahren wie Yoga oder buddhistische Meditation nur dann wirken, wenn der Übende die passende Motivation und Glaubenshaltung dazu mitbringt. Denn sonst praktiziert er es nicht diszipliniert genug, und dann ergeht es ihm wie der Kontrollgruppe der Gelegenheits-Selbstversenker in Slagters Studie, deren Wahrnehmungsfenster sich nicht einmal einen Spaltbreit öffnete. Dennoch bleiben auch dem Meditationsskeptiker noch Möglichkeiten, sein Savantpotential zu nutzen. Eine davon ist das Neurofeedback.

Mehr Aufmerksamkeit durch Neurofeedback

Das prinzipielle Vorgehen besteht hier, wie auch in anderen Einsatzgebieten des Neurofeedbacks, darin, dass der Übende seinem Gehirn bei der Arbeit zuschaut. Er sitzt also unter den Elektroden eines EEGs oder eines anderen Gerätes zur Messung seiner Hirnaktivitäten, deren Signale durch einen Computer analysiert und in eine grafische Darstellung auf einem Monitor übersetzt werden.

Diese Darstellung kann sehr einfacher Natur sein, beispielsweise leuchtet die Farbe Rot auf dem Bildschirm und der Übende bekommt nun die Aufgabe, dieses Rot in ein Grün zu verwandeln. Er wird dann alles Mögliche versuchen, etwa mit seinen Fingern schnippen, an seine letzte Liebesnacht denken, ein Liedchen trällern oder sich seine vergeigte Abiturprüfung vor Augen führen. Was er aber nicht weiß: Die Farbe ändert sich nur, wenn er jene Areale aktiviert, die für das Wahrnehmen innerhalb des vorbewussten Zeitraums von bis zu 50 Millisekunden zuständig sind. Irgendwann wird er das zufällig schaffen, und dann soll er versuchen, diesen Erfolg zu wiederholen, indem er sein Gehirn auf die gleiche Weise »einjustiert«, wie er es vorher getan hat. In der Regel erlernt er das willentliche Aktivieren der betreffenden Areale innerhalb von zwei einstündigen Sitzungen.

Wenn das Unbewusste sich selbst reguliert

Meiner koreanischen Mitarbeiterin Sanjung Kim gelang mittels des Savant-Hirntrainings der Nachweis, dass gesunde Menschen die Kontrolle über das Vor- und Unbewusste erlernen können (siehe Abbildung S. 231). Zunächst präsentierte die Wissenschaftlerin ihren Testpersonen auf einem Monitor verschiedene Gesichter, die entweder fröhlich oder traurig aussahen. Sie zeigten sich jedoch nur über einen Zeitraum von 16 bis 100 Millisekunden, und bekanntlich dauert es in der Regel zwischen 100 und 300 Millisekunden, bis wir etwas bewusst wahrnehmen können. Obwohl die Probanden also fortwährend in fröhliche und traurige Gesichter blickten, berichteten sie, nichts gesehen zu haben.

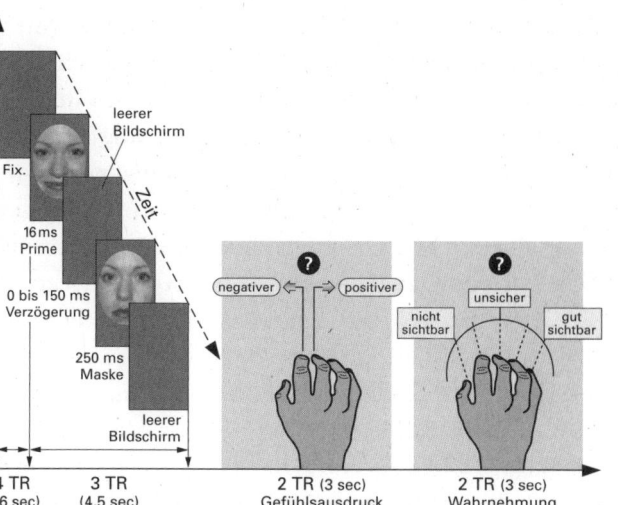

4 TR (6 sec)   3 TR (4,5 sec)   2 TR (3 sec) Gefühlsausdruck   2 TR (3 sec) Wahrnehmung

Das Experiment unserer Mitarbeiterin Sanjung Kim zum Bewusstsein und Vorbewussten
Vor und nach dem Erlernen der Selbstkontrolle der Hirndurchblutung im fMRT-Neurofeedback
(wie in Abbildung S. 31 dargestellt) wird nach einer Fixation des schwarzen Bildschirms von 6
Sekunden ein positiver (hier lächelnder) oder negativer Gesichtsausdruck so kurz (hier 16
Millisekunden) dargeboten, dass er nicht bewusst wahrgenommen werden kann. Anschließend wird der Bildschirm für 150 Millisekunden wieder schwarz, bevor ein neutrales Gesicht
(die sogenannte »Maske«) für 250 Millisekunden aufscheint, das gut erkannt wird; danach
folgt eine erneute kurze Pause (die Abfolge ist links auf der Abbildung dargestellt). Nach dieser Pause muss die Versuchsperson mit der rechten Hand den Gesichtsausdruck der »Maske«
als positiv oder negativ und danach die Sichtbarkeit des ersten Gesichtes (»Prime«) von nicht
sichtbar über unsicher bis gut sichtbar einstufen (ganz rechts auf der Abbildung), und dies
viele Male mit unterschiedlichen Darbietungszeiten des »Primes«. Auch wenn man das »Prime«
nicht bewusst wahrnimmt, beeinflusst es, wie der Gesichtsausdruck des bewusst wahrge-
nommenen, emotional neutralen Bildes aufgefasst wird: ein negativer Gesichtsausdruck des
»Primes« sorgt für eine negative Interpretation der völlig neutralen »Maske«, ein positiver
»färbt« den neutralen Gesichtsausdruck positiv. Wenn die Personen mittels fMRT-Neurofeedback gelernt haben, die Durchblutung in einem ausgedehnten Bewusstseinsnetzwerk des
Großhirns zu erhöhen, so wird die Zeit bis zum Bewusstwerden des »Primes« dramatisch ver-
kürzt: Entdeckten die Personen das »Prime«-Gesicht vor dem Training erst, wenn sie es mindestens 60 Millisekunden zu sehen bekamen, so erkannten sie es danach bereits nach 20
Millisekunden.

Danach präsentierte ihnen Sanjung ein Gesicht für eine längere Zeitdauer, so dass sie es bewusst erkennen konnten, und das schaute weder fröhlich noch traurig, sondern neutral und völlig indifferent in die Kamera. Quasi ein Pokerface. Die Probanden sollten einschätzen, welchen Ausdruck es hatte – und sie entschieden sich immer für die Variante, die vorher in den Bildern war, auch wenn diese ihnen unterhalb der Bewusstseinsschwelle gezeigt worden waren. Hatten sie unbewusst traurige Schnappschüsse gesehen, schätzten sie das Porträt als traurig ein; hatten sie unbewusst lustige Schnappschüsse gesehen, glaubten sie, einen fröhlichen Ausdruck darin zu erkennen. Die unbewussten Erlebnisse hatten ihre bewusste Wahrnehmung eingefärbt. Man kann sich leicht vorstellen, dass diese unterschwellig wirkende Art der Meinungs- und Stimmungsmache für Politik und Industrie hochattraktiv ist. In den meisten Ländern wurde sie zum Glück bereits vor Jahrzehnten verboten – und zwar infolge eines 1957 durchgeführten Kino-Experiments von James Vicary, der die Zuschauer durch versteckte Werbebotschaften zum Konsum von Popcorn und Coca-Cola animiert haben wollte, was sich später allerdings als Täuschung herausstellte. Dass unterschwellige Werbung funktionieren kann, wenn sie zu den momentanen Bedürfnissen der Empfänger passt, konnte erst 2006 und 2009 durch entsprechende Studien belegt werden.

Im nächsten Schritt des Experiments trainierte Sanjung ihre – keineswegs autistischen, sondern gesunden! – Probanden im Kernspintomographen mit Hilfe des oben geschilderten Savant-Hirntrainings darauf, die Durchblutung in jenen Hirnarealen zu erhöhen, die für das Wahrnehmen innerhalb des vorbewussten Zeitraumes zuständig sind (siehe Abbildung S. 31). Das Ergebnis war verblüffend: Alle Personen, die gelernt hatten, diese neuronalen Systeme (und *nur* diese!) zu verstärken, nahmen daraufhin die vorher für sie unsichtbaren Gesichter und deren Mienenspiel schon bewusst wahr, wenn sie ihnen nur 15 bis 30 Millisekunden lang gezeigt wurden. Solche Verkürzungen der Wahrnehmungszeit hatte man bei gesunden Menschen bis dahin noch niemals beobachtet! Danach trainierte Sanjung dieselben Probanden, die betreffenden Areale wieder in ihrer Aktivität zurückzunehmen – und tatsächlich kehrten die Bewusstwerdungszeiten wieder auf ihr Ursprungsniveau zurück.

Was hätte Freud gesagt, wenn er gesehen hätte, wie man das Bewusstwerden des Unbewussten nicht durch Hunderte Stunden psychoanalytischer Sitzungen erreicht, sondern durch zwei einstündige Neurofeedbackeinheiten? Denn länger dauerte das Training in Sanjungs Studie nicht. Außerdem zeigt ihr Experiment, dass wir lernen können, unser Unbewusstes unbewusst zu kontrollieren. Denn keine der Versuchspersonen konnte angeben, wie sie die Durchblutung ihres Bewusstseinssystems im Gehirn beeinflusste, und trotzdem trat der Savanteffekt auf. Die Inselbegabung für alle ist also keine Utopie.

Eine Option in der Autismus-Therapie

Neurofeedback kann aber nicht nur Savantkapazitäten aus einem gesunden Menschen herauskitzeln, sondern auch umgekehrt zur Therapie von Autismus – ob mit oder ohne Savanteigenschaften – eingesetzt werden. Voraussetzung ist, dass vorher mittels bildgebender Verfahren eine genaue

Analyse der Hirntätigkeiten erfolgt. Denn Autismus hat viele Facetten. So zeigen Patienten mit besonders starker Zwanghaftigkeit und Handlungsfokussierung oft eine starke Beta-Tätigkeit im Gehirn, während andere mit ausgeprägter Impulsivität und Hyperaktivität eher ausgeprägte Theta- und Deltaaktivitäten aufweisen. Diese beiden Wellenmuster bedürfen freilich im Neurofeedback einer unterschiedlichen Vorgehensweise: Der Zwanghafte müsste die Betawellen reduzieren, der Impulsive hingegen die Theta- und Deltawellen.

Mittlerweile gibt es erste Studien zur Wirksamkeit von Neurofeedback bei Autismus. Darin wurden beim sozialen Vermeidungsverhalten Symptomlinderungen von bis zu 40 Prozent beobachtet, wobei die Erfolge vor allem dann am größten waren, wenn es galt, ein bestimmtes Gehirnareal oder die Verbindung zwischen bestimmten Hirnarealen zurückzunehmen. Ein großes Problem besteht allerdings darin, einen Autisten überhaupt zu einer Therapie zu bewegen. Denn er meidet oft soziale Kontakte und auch neue Erfahrungen, bleibt stattdessen lieber in seinem angestammten Umfeld. Für das Neurofeedback spricht aber, dass der autistische Patient in erster Linie mit sich und einem Computer interagiert, eine intensive Kommunikation mit anderen Menschen bleibt ihm also erspart, und das kommt seinem Wesen sehr entgegen. Wie schon bei der Behandlung hyperaktiver Kinder kann man das Neurofeedback zudem grafisch in Form eines Spiels gestalten, bei dem der Patient mit Hilfe seiner Hirnaktivitäten beispielsweise versuchen muss, ein Auto oder ein Raumschiff durch ein Labyrinth zu manövrieren. Auf diese Weise wird Neurofeedback nicht als Therapie, sondern wie ein Computerspiel erlebt.

Kein Genie auf Knopfdruck

Trotz der großen therapeutischen Erfolge der Neurofeed-back-Methode möchte ich betonen, dass sie keine Wunder vollbringen kann. So wird man damit nicht plötzlich in einem Bereich brillieren, für den man weder Talent noch Ausbildung besitzt. Wer niemals Klavier spielen konnte, wird nicht plötzlich ein Klaviervirtuose werden, nur weil er die dazugehörenden Areale im Gehirn aktiviert hat. Ein Genie auf Knopfdruck wird es nicht geben. Aus der Talentforschung weiß man mittlerweile, dass große Musiker wie Mozart und Beethoven, aber auch John Lennon und Michael Jackson im Alter von 20 Jahren ungefähr 10 000 Übungsstunden absolviert hatten. Das Genie reift also nur unter reichlich Trainingsfleiß, und der muss sich schon in früher Jugend manifestieren.

Seine Savantpotentiale sollte man deshalb sinnvollerweise dort wecken, wo man auf etwas Vorhandenes aufbauen kann. Wenn beispielsweise jemand schon relativ gut auf der Gitarre ist, kann er durch ein Training des Vorbewussten dazu kommen, dass er sein Spiel weniger planen muss und die Melodien quasi von selbst aus seinen Fingern strömen. Dies kann gerade bei Musikarten wie Jazz und Blues, die viel Raum für Improvisation bieten, von großem Vorteil sein. Einerseits. Andererseits kann das Aufreißen des Savantfensters auch dazu führen, dass man im Tunnel versinkt und die Welt um sich herum völlig ausblendet. Dass man beispielsweise keine Kommunikation mit dem Publikum und seinen Musikerkollegen aufbaut, sondern zum in sich versunkenen »Musikautisten« mutiert, was gerade bei Konzerten mit einem Orchester oder einer Band von Nachteil wäre.

Es kann also nicht schaden, wenn man vorher auslotet, wie weit man gehen will, um seine Potentiale zu entfalten. Doch wer macht das schon? Bereits die antiken Griechen klagten über die »Pleonexia« des Menschen, über seine Maßlosigkeit und Gier. Immer wollen wir mehr, als uns und unserer Umwelt guttut. Mehr Talent, mehr Geld, mehr Macht, und auch immer mehr Liebe, Sex, Anregung und Unterhaltung. Warum können wir uns nicht einfach zurücklehnen und zufrieden sein mit dem, was wir haben? Warum müssen wir immer mehr wollen, selbst dann, wenn das schon lange keinen Sinn mehr hat? Die Antwort liegt, wieder einmal, in unserem Gehirn und seiner einzigartigen Plastizität.

11. Nirwana:
Gibt es ein Leben jenseits von Gier, Sucht und allem Wollen?

Bunga-Bunga! Ein Begriff, der in den letzten Jahren für Furore sorgte und mittlerweile in aller Munde ist. Obwohl niemand so recht weiß, wo er herkommt und was er ursprünglich bedeutete. Das erste Mal tauchte er wohl Anfang des 20. Jahrhunderts auf, im englischen Kolonialismus. Bunga-Bunga, damit wurde das unsittliche Treiben in den afrikanischen und vorderasiatischen Harems beschrieben. Der Begriff sollte bewusst so klingen, als wäre er dem Busch und der Sprache der Primitiven entsprungen. Denn er sollte den Unterschied herausstreichen: dort die Wilden und ihr ungezügeltes Sexualleben, und hier die moralisch erhabenen Kolonialherren, die aufgrund ihrer sittlichen Überlegenheit völlig zu Recht die Macht über diese Barbaren ausübten. Doch von diesen geschichtlichen Hintergründen wissen wohl nur die wenigsten, wenn sie den Begriff hören.

Bunga-Bunga, das sind nach heutigem Verständnis alte Männer, die sich mit jungen Frauen vergnügen. So wie der fast 80-jährige Silvio Berlusconi, der nicht aufhört, sich mit seinen Gespielinnen in der Öffentlichkeit blicken zu lassen, obwohl ihn ein Gericht bereits zu sieben Jahren Haft verurteilt hat, weil er Sex mit einer Minderjährigen hatte. Oder wie der fast 90-jährige Hugh Hefner, der sich immer noch gerne mit seinen Playboy-Bunnys umgibt und in der Silvesternacht 2012 eine Blondine heiratete, deren Eltern seine Kinder hätten sein können.

Bunga-Bunga, das steht für Einfach-nicht-lassen-Können, obwohl das Verhalten für den Betroffenen nachteilig ist. So wie ein Raucher nicht aufhören kann, am Glimmstengel zu ziehen, können diese Männer selbst im hohen Alter nicht ihre Finger von jungen Frauen lassen, auch wenn sie sich damit der Lächerlichkeit preisgeben. Wir wollen hier nicht irgendeine moralische Diskussion entfachen, denn niemand sollte sich anmaßen, ein Verfallsdatum für das Sexualleben älterer Menschen festzulegen und ihnen vorzuschreiben, dass sie sich, wenn überhaupt, bitte mit Gleichaltrigen zu vergnügen haben. Doch selbst ein Freigeist wie der amerikanische Künstler Andy Warhol sagte mal: »Wahre Freiheit hat man erst, wenn man mit dem Sex durch ist.« Man darf sich also getrost fragen, warum die Berlusconis und Hefners dieser Welt sich nicht endlich sexuell zur Ruhe setzen, um die Weis- und Freiheit des Alters zu genießen. Und warum ganz allgemein viele Menschen nicht aufhören können, ihren Begierden und Süchten zu folgen, obwohl sie aufgrund ihrer Erfahrung wissen sollten, dass es dafür keine ultimative Befriedigung gibt und sie stattdessen von einem kurzzeitigen Kick zum nächsten getrieben werden.

Nicht nur, dass alte Männer unaufhörlich nach jungen Frauen und Mädchen schielen. Wenn Finanzspekulanten mit hemmungslosen Zockereien die komplette Weltwirtschaft aus den Angeln heben, gehört das ebenfalls in die Kategorie des Nicht-genug-Kriegens, wobei es gleichgültig ist, ob sich das auf das Geld oder aber auf den Adrenalinkick bezieht. Auch der ungezügelte Wille zur Macht, der viele

Diktatoren und Regenten kennzeichnet und dem jährlich Millionen Menschen zum Opfer fallen, wäre hier zu nennen, und erst recht natürlich die unzähligen Menschen, die Gefangene ihrer Sucht sind. Starke, körperlich abhängig machende Drogen wie Heroin spielen dabei nur eine Nebenrolle, weitaus verbreiteter sind psychische Abhängigkeiten. Unzählige Menschen kommen nicht mehr vom Glücksspiel, interaktiven Computerspielen und dem Internet los. Andere essen völlig unkontrolliert und können das auch nicht abstellen, wenn ihr Übergewicht zu gesundheitlichen Schäden und sozialer Isolation führt. Wieder andere werden zu Stalkern, verfolgen also Menschen bis ins Allerprivateste. Den Ausprägungen der Süchte scheinen keine Grenzen gesetzt – mittlerweile gibt es sogar die Tanorexie: die Sucht, sich stundenlang in die Sonne und ins Solarium zu legen, bis die Haut eher an gegerbtes Leder als an menschliches Gewebe erinnert –, und manch eine scheint bereits allgemein akzeptiert zu sein: Wenn die Protagonisten der Zalando-Werbung ihre ekstatische Freude über ein neues Paar Schuhe herausbrüllen, impliziert dies, dass Kaufsucht gesellschaftsfähig geworden ist.

Je nach Urheber werden in den einschlägigen Listen Dutzende oder sogar über hundert verschiedene Abhängigkeiten aufgeführt. Der deutsche Fachverband Sucht geht davon aus, dass in Deutschland 3,2 Millionen Menschen drogen- und alkoholabhängig sind, hinzu kommen 3,8 Millionen Nikotinabhängige sowie nichtstoffliche Abhängigkeiten wie Kauf- und Spielsucht. Die Drogenbeauftragte der Bundesregierung spricht von 16 Millionen Rauchern, 1,3 Millionen Alkoholikern, 600 000 regelmäßigen Cannabisnutzern und über 500 000 Spielsüchtigen, und auch bis zu acht Prozent der Internetnutzer sollen abhängig sein. Doch all diese Zahlen sind unzuverlässig. Erstens, weil immer noch darüber gestritten wird, was genau als Sucht bezeichnet werden muss. Zweitens, weil die wenigsten Menschen nur von einer Sache abhängig sind, es gibt also viele Überschneidungen. Und drittens, weil die statistische Erfassung von psychiatrischen und psychologischen Störungen und Krankheiten ohnehin vage ist.» In der Bundesrepublik wird dreimal pro Jahr eine Schweinezählung durchgeführt und mehrmals jährlich der Stand der Obsternte erfasst«, beklagt der Düsseldorfer Soziologe Karl-Heinz Reuband. »Wie viele Menschen aber mit bestimmten Diagnosen pro Jahr in Krankenhäusern oder psychiatrischen Einrichtungen behandelt werden, darüber gibt es keinerlei Statistiken.«

Nichtsdestoweniger können wir festhalten: Abhängigkeiten sind ein Massenphänomen. Sie sind solch ein Massenphänomen, dass man fragen muss, wie viele von ihnen überhaupt noch krankhaft oder nicht bereits »der ganz normale Wahnsinn« sind. Betrachtet man sich unser Gehirn näher, dann muss man eher Letzteres vermuten.

Das Mögen ändert sich kaum –
doch das Wollen nimmt zu

Arthur Schopenhauer hielt den Willen für »das Ewige und Unzerstörbare im Menschen«. Er sah zwar durchaus Bedürfnisunterschiede zwischen Jüngeren und Älteren (»Der Charakter der ersten Lebenshälfte ist die unbefriedigte Sehnsucht nach Glück; der der zweiten die Besorgnis vor Unglück«), und er sah auch die Möglichkeit, den Willen zu bejahen oder zu verneinen, doch an sich betrachtet sei dieser ebenso unerschöpflich wie unvergänglich: »Alle Philosophen haben darin geirrt, dass sie das Metaphysische, das Unzerstörbare, das Ewige im Menschen in den Intellekt setzten: es liegt ausschließlich im Willen.«

Diesen Erkenntnissen des großen Philosophen ist auch aus Sicht der Hirnforschung nichts entgegenzusetzen. Der Wille – im Sinne des verlangenden Wollens oder Möchtens – ist die Antizipation, die Erwartung der Effekte unseres Verhaltens, und damit in der Tat unzerstörbar, und er ist auch die Grundlage fast aller Lernprozesse. Allerdings hat sich in den letzten Jahrzehnten eine Differenzierung etabliert, mit der sich besser erklären lässt, warum Silvio Berlusconi bis ins hohe Alter die Nähe junger Frauen sucht und Helmut Schmidt bis ins hohe Alter an der Zigarette zieht. Wir unterscheiden nämlich zwischen dem *Mögen* und dem *Wollen* – und während sich die Dinge, die wir mögen, nur unwesentlich ändern, nimmt unser Wille, sie zu bekommen, immer mehr zu (siehe Abbildung S. 242).

Gehen wir in den Alltag, um diese Differenzierung besser zu verstehen. So gibt es viele unterschiedliche Dinge, die wir mögen können. Wie etwa Sonnenuntergänge, Kinobesuche, schöne Gesichter und Bratwurst mit Sauerkraut. Aber wir müssen diese Dinge nicht mit aller Macht so oft wie nur möglich haben. Es fällt uns nicht schwer, auch mal ein paar Tage oder Wochen ohne sie auszukommen.

Prinzipiell birgt jedoch jedes dieser Dinge das Potential, dass sich mein Verlangen nach ihnen verstärkt und schließlich so übermächtig wird, dass ich es nicht mehr ohne sie aushalte. Bratwürste mit Sauerkraut und Sonnenuntergänge können uns genauso süchtig machen wie Zigaretten und Al-

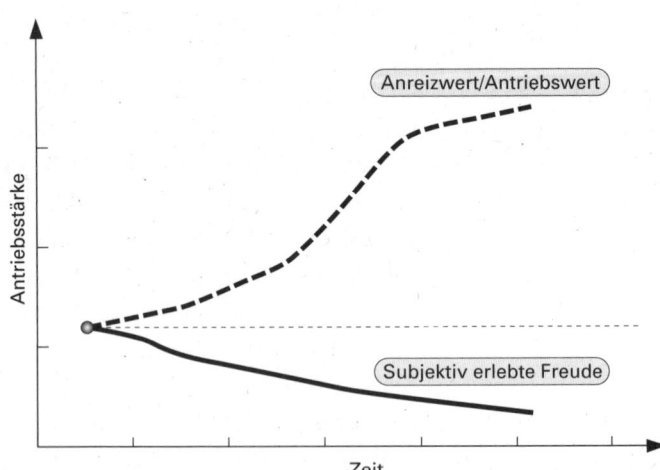

Der Verlauf von »Wollen« (Möchten, obere Kurve) und »Mögen« (untere Kurve) im Laufe der Zeit nach wiederholter Aufnahme positiv wirkender Reize (z. B. Drogenkonsum) oder Realisierung positiv-befriedigender Verhaltensweisen (z. B. Sex)
Die Anziehungskraft (bzw. der »Incentive-Wert«) der positiven Reize steigt mit jeder Wiederholung exponentiell an, während die subjektive Befriedigung langsam sinkt: Letzteres wird oft als Gewöhnung bezeichnet. Der steile Anstieg des Verlangens nach dem Reiz geht im Gehirn mit der erhöhten Ausschüttung des Botenstoffes Dopamin einher.

kohol. Bei Letzteren besteht zwar aufgrund ihrer psychotropen Inhaltsstoffe, welche – im Unterschied zum Sonnenuntergang – die Willenssysteme im Gehirn *direkt* anstoßen, ein höheres Risiko; doch prinzipiell kann sich bei allen Dingen, die wir mögen, ein unwiderstehliches Verlangen bis zur Abhängigkeit aufbauen.

Sucht entsteht nach fast allem und bei jedem

Angenommen, Sie mögen Sonnenuntergänge. Diese Vorliebe teilen Sie mit vielen anderen Menschen, und niemand wird sich etwas dabei denken, wenn Sie abends Ihr Auto spontan in die Parkbucht lenken, um zu beobachten, wie der rote Ball am Himmel malerisch hinter dem Horizont abtaucht. Für die meisten Menschen ist damit das Verlangen nach einem spektakulären Naturereignis für längere Zeit befriedigt. Für Sie jedoch ist der Sonnenuntergang in der Parkbucht mehr als nur ein schönes Intermezzo, er löst bei Ihnen intensive Euphoriegefühle aus. Und so fahren Sie am nächsten Tag zu einer anderen Parkbucht, um dem Naturereignis noch einmal beizuwohnen. Es klappt, wieder gibt es ein Erlebnis, das Sie als sehr angenehm und lustvoll empfinden. Und so geht es immer weiter, bis am Ende Parkbuchten für Sie keine bloßen Parkbuchten mehr sind, sondern die Verheißungen von intensiver Lust und Euphorie. Sie spüren fortan eine freudige Erregung, wenn Sie sich ihnen nähern, so wie die Kaufsüchtige schon beim Betreten einer Boutique erregt wird oder der Pornosüchtige beim Anschalten seines Computers. Das eigentliche Ereignis, der Sonnenuntergang, hat nun nicht mehr die zentrale Bedeutung, an seine Stelle rückt die Parkbucht, die den Sonnenuntergang verheißt.

Boutiquen, Computer und Parkbuchten sind in unserer heutigen Welt eigentlich nichts Besonderes. Oft nehmen wir sie gar nicht wahr, und wenn, dann haben sie keine große Bedeutung für uns. Wir nutzen sie, wenn wir sie gerade brauchen. Aber über diesen rein pragmatischen Zweck hinaus sind sie uns gleichgültig. Wenn sie aber unser Gehirn mit einem starken Lustreiz verbindet, erfahren sie einen dramatischen Bedeutungszuwachs. In der Psychologie nennt man das Salienz: Der Reiz wird aus seinem Kontext hervorgehoben, er verliert seine Neutralität und wird enorm wichtig für uns. So wie ein roter Tupfer, der uns auf einem blauen Meer ins Auge springt. Die Parkbucht ist dann nicht länger ein beliebiger Ort im Straßenverkehr, die Boutique nicht einfach nur ein Bekleidungsgeschäft und der PC nicht mehr ein bloßes Arbeitsgerät, sondern sie verheißen nun Euphorie – und diese Verheißung ist es, von der wir abhängig werden können.

Eine solche Sucht beeinträchtigt das eigene Sozial- und Arbeitsverhalten, indem sie einen dermaßen besetzt, dass man für alle anderen Wahrnehmungen blind ist. Man wartet den ganzen Tag auf den Abend, kann an nichts anderes mehr denken, keine Einladung mehr annehmen, bei der nicht sichergestellt ist, dass der Sonnenuntergang inklusive ist, richtet sein gesamtes Dasein nach dem Sonnenuntergang aus. Findet gerade keiner statt, schwärmt man Gleichgesinnten im Internet davon vor oder tröstet sich mit dem Sammeln von Sonnenuntergangsfotos und -bildern. Kann man die regelmäßige Dosis nicht bekommen, weil beispielsweise tagelang dichte Bewölkung herrscht, wird man noch rast- und ruheloser und verliert jede Konzentration. Irgendwann beginnt man, den Sonnenuntergang zu filmen, um die konstante Zufuhr zu garantieren und das Schauspiel auch am helllichten Tage zu genießen. Die alten Freunde und Weggefährten können diese Besessenheit nicht nachvollziehen und wenden sich entnervt von einem ab. Man selbst stumpft natürlich mit der Zeit ab, die Sonnenuntergänge müssen immer intensiver und großartiger werden, weshalb man sich aufmacht in die entlegensten Weltgegenden. Und das Höchste der Gefühle ist dann ein Abendflug gen Westen, auf dem man einen permanenten Sonnenuntergang geboten bekommt. Die Reiserei führt schließlich zum finanziellen Ruin, Beziehungen zu anderen Menschen (mit Ausnahme der Suchtkollegen) hat man nicht mehr, der Job geht auch flöten, weil der Arbeitgeber einen wiederholt beim Sonnenunterganggucken am Computer erwischt hat ...

Natürlich ist die Wahrscheinlichkeit, süchtig nach Sonnenuntergängen zu werden, relativ gering, auch deshalb, weil man sie zu selten sieht. Demgegenüber besteht ein weitaus größeres Risiko, abhängig vom Chatten, von Computerspielen oder von Pornographie zu werden, weil diese Süchte vitale und grundlegende Bedürfnisse wie etwa nach Kommunikation, Abenteuer, Spannung oder Sex befriedigen. Doch im Grunde taugen fast alle positiven Objekte und selbst manche negativen Erlebnisse und Reize zum Objekt der Sucht – im Falle der Magersucht sogar der eigene Körper oder vielmehr die Negation desselben –, weil sie im Laufe der Suchtentstehung ohnehin immer bedeutungsloser werden. Selbst Heroin kann nach einigen Injektionen nicht mehr allein für die Euphoriegefühle sorgen, die es anfangs auslöste, und trotzdem giert nicht nur der Körper, sondern auch das Gehirn nach dem Stoff. Die Antizipation des Lusterlebnisses, die Erwartung eines Moments der Fülle ist dann bedeutungsvoller geworden als der eigentliche Akt der Befriedigung selbst – und genau das ist das Vehikel, auf dem man mit praktisch jedem Objekt in die Sucht gleiten kann.

Abhängigkeiten entstehen also nicht, wie viele – darunter auch viele Ärzte, Psychologen und Suchttherapeuten – glauben, durch den negativen Reiz des Entzugs, also beispielsweise dadurch, dass wir am Morgen nach einer durchzechten Nacht zittern und Übelkeit erleben, wenn unser Promillepegel im Blut sinkt, und dann vielleicht wieder zur Flasche greifen, um diese Symptome abzuschwächen. Dieser Mechanismus spielt zwar eine verstärkende Rolle, doch viel entscheidender ist, dass der Anreizwert der Situationen zunimmt, die mit dem Suchtobjekt verbunden sind, auch wenn dieses selbst gar nicht mehr so attraktiv ist. Aus diesem Grund werden 80 Prozent der Suchtkranken schon ein Jahr nach einem Entzug wieder rückfällig. Der Alkoholiker mag zwar clean aus der Klinik kommen, doch wenn er dann an einer Kneipe vorbeigeht, zieht es ihn wie früher unwiderstehlich dorthin, weshalb ein großes Risiko besteht, dass er sich trotz guter Vorsätze an den Tresen setzt und betrinkt. Der Raucher beschließt, pünktlich ab Silvester die Glimmstengel aus seinem Leben zu verbannen, doch dann gerät er in alltägliche Situationen, in denen er sich früher immer eine Zigarette angesteckt hat, wie etwa beim morgendlichen Kaffeetrinken und Zeitunglesen oder beim abendlichen Fernsehen mit Bier, und plötzlich hat er ein Riesenproblem: Sein Gehirn signalisiert überdeutlich, dass der Genuss von Morgenkaffee und Feierabendbier nur mit Zigarette vollendet ist. *Das* sind die Situationen, in denen Menschen rückfällig werden – und davor ist prinzipiell kein wollender Mensch gefeit: vom heroinsüchtigen Junkie bis zu Uli Hoeneß, der ja im Zuge seiner Steueraffäre zugab, dass er maßlos und unkontrolliert an den Finanzmärkten gezockt hat. Das Verarmungsrisiko und auch das Risiko, dabei als Prominenter zum Gespött der Öffentlichkeit zu werden, blendete er genauso aus wie die Heroinsüchtige ihren körperlichen Zerfall. Die Kraft der positiven Assoziation ist zu groß, als dass sie Ängste zu Wort kommen lassen würde.

Im Fall Hoeneß wurde immer wieder der Vorwurf laut, bei seiner Erfahrung hätte es ihm nicht passieren dürfen, dass er wie ein Teenager pausenlos am Smartphone oder Laptop hängt, um an den Finanzmärkten zu spekulieren. Doch man darf nicht darauf hoffen, dass das Verlangen und damit auch das Suchtrisiko im Laufe des Alters abnimmt. Im Gegenteil. Die Befriedigung des Wollens lässt nach, das Wollen selbst jedoch nimmt zu. Weswegen es viele Männer gibt, die aufgrund von Impotenz gar keinen Sex mehr haben können – und trotzdem jedem kurzen Rock hinterherblicken. In der Geschichte gibt es genügend Beispiele, die belegen, dass die Machtgier im Laufe der Jahre immer mehr zunimmt und immer brutalere Auswüchse zeigt, und wir reden dabei nicht nur von Diktatoren wie Hitler und Stalin.

Und wer glaubt, dass sich Süchte in erster Linie in jungen Jahren manifestieren, der irrt. In Deutschland sind 1,5 Millionen Menschen über 60 Jahre abhängig von Schlaf- und Beruhigungsmitteln, und diese Sucht haben sie in der Regel nicht etwa, wie es beispielsweise beim Rauchen der Fall ist, aus früheren Zeiten übernommen, sondern erst im Seniorenalter entwickelt. Und zwar nach dem oben beschriebenen Muster: Am Anfang steht das großartige Erlebnis, mit den Benzodiazepinen endlich wieder einschlafen zu können, und später kann sich das Gehirn das Einschlafen ohne sie nicht mehr vorstellen, obwohl diese pharmazeutisch – infolge der Gewöhnungsprozesse im Körper – kaum noch Wirkung entfalten.

Besser tot als ohne Dopamin

Die große Bedeutung der freudigen Antizipation und Assozi-ation für die Entstehung der Sucht lässt sich auch neurobio-logisch festmachen, und hier muss vor allem ein Funktions-kreis genannt werden: das mesolimbische Dopaminsystem. Es besteht aus Zellen mit langen Axonen, die an der Grenze von Mittel- und Zwischenhirn entspringen und bis weit in die Vorderhirnregionen hineinreichen. Wenn es gereizt wird, kann es einen Handlungsdrang auslösen, der sämtliche Vor-sicht zur Seite schiebt und bis zur Selbstaufgabe geht.

In einem Experiment setzte man hungrige Ratten in ein T-Labyrinth, wobei sie in dem einen T-Flügel Futter beka-men und in dem anderen per Hebeldruck dafür sorgen konn-ten, dass ihr Dopaminsystem elektrisch stimuliert wurde. Wohlgemerkt: Die Tiere hatten Hunger, der Futtergang hätte also nahegelegen.

Doch nachdem sie begriffen hatten, wo sie mit welcher Belohnung rechnen konnten, entschieden sie sich nur noch für die elektrische Variante. Sie drückten den Hebel bis zu 5000 Mal pro Stunde, bis zur völligen Erschöpfung. Nach dem Motto: Lieber sterben als ohne Dopamin sein. Sie lie-ßen sogar ihren Nachwuchs und ihre Sexualpartner im Stich und sprangen über elektrische Gitter, um an den Stimulus zu kommen. Und sie taten es auch dann noch, wenn man ihnen für eine gewisse Zeit den Elektroimpuls vorenthielt: Die blo-ße Antizipation und Assoziation des Belohnungsreizes mit dem jeweiligen T-Gang reichte schon, um ihn immer wieder zu betreten.

Beobachtet man bei nikotinsüchtigen Menschen die Ak-tivitäten des Dopaminsystems, lässt sich zeigen, dass sie *vor* dem Verabreichen der Droge deutlich höher sind als zum Zeitpunkt ihrer Einnahme. Besonders hoch ist die Aktivität, wenn die Droge am vorgesehenen Zeitpunkt ausbleibt. Das heißt also: Es gibt einen Dopaminspitzenwert *vor* dem Zielpunkt des Wollens und einen noch höheren Wert unmittelbar *nach* dem Scheitern, aber keine erhöhte Dopaminausschüttung während des Konsums. Dies erklärt beispielsweise, warum ein Raucher, obwohl er noch eine Zigarette im Mund hat, hektisch umherspringt wie ein aufgescheuchtes Eichhörnchen, wenn er gerade festgestellt hat, dass seine Zigarettenschachtel leer ist. Mit dem Nikotinentzug hat das überhaupt nichts zu tun, denn er hat ja noch eine Zigarette in seinem Mund; es liegt vielmehr daran, dass er jetzt neurobiologisch absolut auf Wollen eingestellt ist.

Was Kneipen und Kirchen gemeinsam haben

Vor dem Hintergrund dieser Erkenntnisse muss man natürlich fragen, ob Sucht als Krankheit überhaupt noch haltbar ist. Denn im Grunde werden anerkannte Abhängigkeiten wie Alkohol- und Spielsucht von den gleichen Regelkreisen im Gehirn getragen wie Verliebtheit und strenge Religiosität. Dieser Regelkreis besteht im Wesentlichen darin: Es gibt etwas, das wir mögen (ohne das geht es nicht – niemand kann alkoholsüchtig werden, wenn ihm alkoholische Getränke nicht schmecken oder Freude bereiten!), und dann gibt es Situationen, die das Verlangen verstärken. Im Falle des Alkoholikers kann es der Kneipenlärm oder die lustige Party sein, im Falle des Frommen der Anblick einer Kirche oder aber auch der konkrete Kontakt mit einer Sünde. Im Endeffekt aber läuft beider Verhalten auf dasselbe hinaus: Es ist eine gelernte Motivation in Antizipation von etwas, das als lustvoll empfunden wird.

Dass die Abhängigkeit von Drogen wie Heroin, Nikotin und Alkohol schließlich krank machen und töten kann, ist klar. Zweifelhaft ist aber, ob man ein unwiderstehliches Verlangen nach etwas generell als krankhaft brandmarken sollte. Dann müsste man konsequenterweise auch ein Ehepaar pathologisieren, das sich nach 40 Jahren nichts mehr zu sagen hat, aber trotzdem zusammenbleibt, weil kein Partner sich das Leben ohne den anderen vorstellen kann. Beim Frühstück und vor dem Fernseher allein zu sitzen – für die beiden undenkbar. Genauso wie das Raucherhirn es nicht ertragen kann, nach dem Essen oder Sex ohne Zigarette zu sein. Einige Witwer leiden sogar unter schwersten Entzugssymptomen, nicht wenige folgen ihrem Partner in den Tod. Trotzdem spricht man hier von unverbrüchlicher Treue, während man den Zigarettenraucher als Suchtkranken brandmarkt und im Flughafen in Glaskabinen sperrt, die man sonst in Unrechtsstaaten für die Angeklagten eines Schauprozesses verwendet. Dies erscheint inkonsequent. Die Weltgesundheitsorganisation WHO spricht daher erst von therapiebedürftiger Sucht, wenn der betreffende Mensch durch sie in seinem Alltagsleben deutlich eingeschränkt wird und seine Gesundheit Schaden nimmt, aber man behält sich dabei ausdrücklich vor, dass dies auch für Liebe, Eifersucht, Geldgier und dergleichen gelten kann. In Psychiatrie und Suchttherapie hat sich diese Einsicht bislang nicht durchsetzen können.

Es gilt zu akzeptieren, dass in jedem Gehirn ein enormes Suchtpotential schlummert. Dies ist die Schattenseite jener

Phänomene, die wir bisher ausführlich besprochen haben: der ständigen Suche des Gehirns nach Effekten (vor allem sein Streben nach Belohnungen) auf der einen und seiner enormen Plastizität auf der anderen Seite. Die Effektsuche (Erwartung einer Belohnung) bedingt, dass das Gehirn ein Interesse zeigt und in Aktion tritt, die Plastizität, dass es sich dazu fast jedes Objekt aussuchen kann. Dieses Objekt kann gefährlich und lebensfeindlich sein, wie man an den Ratten sieht, die lieber ihre Dopaminproduktion anregen, als ihren leeren Magen zu füllen. Aber über das Wohl und Wehe seines Tuns und seiner Interessen macht sich das Gehirn nicht unbedingt Gedanken – was zunächst einmal zählt, ist der Effekt, die unmittelbare Bedürfnisbefriedigung.

Wege aus der Sucht

Eine gesundheitsschädliche Sucht muss natürlich behandelt werden, wenn der Betroffene keine Selbstkontrolle erlernt. Eine verhaltenstherapeutische Möglichkeit besteht in einer Aversionstherapie. Sie basiert auf den Prinzipien der Konditionierung: Das Konsumieren des Suchtmittels wird mit einem ausgesprochen negativen Reiz gekoppelt. Das kann ein unschädlicher, aber schmerzhafter Stromschlag sein, bei der Zigarettenentwöhnung aber auch eine gezielte Überdosierung: Der Raucher inhaliert in kurz aufeinanderfolgenden Zügen eine Zigarette nach der anderen, bis ihm speiübel wird, und das mehrmals täglich. Dieses »rapid smoking« wirkt allerdings nur, wenn es nicht unter isolierten Laborbedingungen, also beispielsweise in einer psychotherapeutischen Praxis erfolgt, sondern in natürlicher Umgebung, nämlich in den Situationen, in denen der Süchtige normalerweise zur Zigarette greift. Denn wie wir ja bereits ausgeführt haben, sollte man bei einer Suchttherapie unbedingt die Situationen ins Visier nehmen, in denen das Suchtobjekt konsumiert wird.

So hat es langfristig nur wenig Aussicht auf Erfolg, wenn man etwa mit rauschgiftsüchtigen Jugendlichen auf einen Bauernhof zur Therapie fährt. Mag sein, dass sie dort tatsächlich für eine Weile clean werden, doch sobald sie diesen neutralen Ort verlassen und in ihre angestammte Umwelt und ihr soziales Milieu zurückkehren, erinnert sie jede Straße, jede Bar, jeder Park, jeder Club, jede Toilette an ihr früheres Leben. Die alten Freunde und Bekannten betreiben alle weiterhin Substanzmissbrauch, da sind die Verführbarkeit und der Gruppendruck besonders hoch, also muss man sich möglichst fern von ihnen halten. Dann allerdings sitzt man isoliert herum und muss damit klarkommen, dass man sich in den langweiligen Spießer verwandelt, den man immer verachtet hat. Das ständige Nüchternsein macht das Leben auch nicht gerade bunter, im Gegenteil, und es kostet Energie, dem Drang nach Betäubung zu widerstehen. Vor allem wenn man weiß, dass man nur ums Eck, in den nächsten Club gehen und sich ein bisschen Koks reinziehen muss, um dem ganzen Elend zu entkommen. Man muss schon sehr starke positive neue Anreize zur Selbstkontrolle haben, um in dieser Situation nicht rückfällig zu werden. Da mutet es fast wie ein Wunder an, dass einige es trotzdem schaffen, abstinent zu bleiben.

Der Entzug ist eben nur der erste Schritt. Auch für Raucher stellt sich ja das Problem, wie sie von nun an die Situationen meistern, in denen sie bislang zur Zigarette gegriffen haben. Was sollen sie machen, wenn sie am Schreibtisch sitzen und warten müssen, bis der Computer hochgefahren ist? Oder im Stau oder an der Bushaltestelle stehen? Wie entziehen sie sich dem Gruppenzwang ihrer rauchenden Freunde, ohne die Freundschaften zu gefährden?

Eine Suchttherapie hat deshalb die größte Aussicht auf Erfolg, wenn alle suchtgefährdenden, also mit dem Suchtobjekt assoziierten Situationen beseitigt bzw. die zeitlichen Abstände zwischen ihrem Eintreten deutlich verlängert werden. Der Umzug in eine neutrale, nicht durch die Sucht vorbelastete Gegend ist hilfreich und erstrebenswert, aber oft nicht durchführbar. Von enormer Bedeutung sind neue Beschäftigungen, Gewohnheiten, Rituale, die das entstandene Vakuum füllen können. Solche radikalen Veränderungen im Leben sind freilich nicht einfach – und selten. Außerdem vertragen sie sich oft nicht mit den Lebensgewohnheiten des betreffenden Menschen. Man kann einen internetsüchtigen Informatiker nicht auf Komplettentzug von Computern setzen, weil man ihm damit seinen Lebensunterhalt nehmen würde. Hier muss es darum gehen, dass der Computer für ihn nur noch den Wert eines Arbeitsgerätes behält. Die einzig zulässige Assoziation lautet: Computer = Arbeit, und nicht: Computer = Freizeit, Computer = Stressabbau oder Computer = Lustgewinn. Was zwangsläufig darauf hinausläuft, dass man etwas anderes findet, womit man Stress abbaut, seine freie Zeit füllt und einen Lustgewinn erzielt. Das ist schwierig, aber nicht unmöglich. Das Gehirn jedenfalls besitzt die dazu notwendige Plastizität.

Kann man den Willen löschen?

Erscheint es vor diesem Hintergrund nicht besser, das Wollen schon vor dem Exzess der Sucht zu dämpfen? Der Buddhismus plädiert bekanntlich dafür, sein Ziel ist das Erlöschen im Nirwana, wo es keine Gier, kein Anhaften und kein Ich-bezogenes Handeln mehr gibt. In der abendländischen Philosophie vertritt diese Position vor allem Arthur Schopenhauer. Seine These: Das Leben ist ein ewig währendes Leiden, und schuld daran ist der Wille, der tief im Unbewussten wirkt. Denn er sorgt dafür, dass Leben überhaupt in Aktion tritt, dass wir handeln und Interesse haben, dass wir essen und trinken, einander begehren und uns vermehren, dass wir über andere herrschen und sie erniedrigen. Immer drängt es den Willen nach Erfüllung, und solange sie ausbleibt, spüren wir Schmerz, zu dem auch das Gefühl des Getriebenseins gehört, und der umso stärker wird, je mehr der Wille gegen Widerstände ankämpfen muss. Haben wir aber das Ziel erreicht, überfällt uns alsbald die Langeweile, bis sich schließlich abermals der Wille erhebt und alles von vorne losgeht. Schmerz, Unfreiheit und Langeweile bestimmen also den Inhalt des Daseins, und deswegen steht für Schopenhauer fest: »Jede Lebensgeschichte ist eine Leidensgeschichte.« Das klingt schon pessimistisch – doch Schopenhauer würde sich wohl in dieser Ansicht von den Erkenntnissen der Hirnforschung bestätigt fühlen.

Denn die Erregungskurve des mesolimbischen Dopaminsystems, die wir beim Drogensüchtigen beschrieben haben, existiert in etwas abgeschwächter Form auch beim gesunden Menschen. Auch bei ihm geht sie *vor* dem Erreichen des Ziels steil nach oben, um dann, sobald das Ziel erreicht ist, stark abzuflachen. Man weiß, dass Parkinsonpatienten, denen man keine Dopaminagonisten mehr gibt, ähnlich leiden wie ein Alkoholiker, der nichts mehr zu trinken bekommt, und im Grunde läuft es beim gesunden Menschen auf dasselbe hinaus: Wenn er etwas erreichen will, wird er unruhig und ist kaum ansprechbar, fokussiert seine Aufmerksamkeit, denkt nur noch daran, wie er an das Ziel seiner Sehnsüchte gelangen kann. Hat er das Gewünschte erreicht, erlebt er einen kurzen Moment der Fülle, um dann oft in ein Loch zu fallen. Selbstzweifel und Depressionen stellen sich ein, das vorab aktionistische, getriebene Wollen schlägt um in Trauer und Resignation. Diese Kaskade der Leiden, gespeist aus den Aktivitäten des dopaminergen Systems, klingt stark nach Schopenhauer. Er hätte im Übrigen wohl keine Probleme damit gehabt, dass man seine Philosophie durch Ergebnisse der Hirnforschung untermauert, sagte er doch: »Wie für die Bewegung der gestoßenen Kugel, muß zuletzt auch für das Denken des Gehirns eine physische Erklärung an sich möglich seyn.«

Schopenhauer war freilich kein rettungsloser Pessimist, er sah Chancen, der ewigen Drangsal des Wollens zu entkommen. Den Selbstmord schloss er allerdings kategorisch aus, da er selbst das Resultat eines Willensbeschlusses ist, und dies bestätigt auch ein Blick auf die Therapie von Depressionen. Wenn man depressive Menschen behandelt, sei es medikamentös oder psychotherapeutisch, und sich dabei erste Erfolge zeigen, begehen sie oft Selbstmord, weil die Therapie den matten Willen in ihnen entfacht hat und sie nun die Energie zur Selbsttötung aufbringen. Das Ziel muss laut Schopenhauer vielmehr sein, dass der Wille erlischt wie eine Kerze, die keine Luft mehr bekommt.

Einen möglichen Weg dahin sah Schopenhauer in der Kunst, indem wir also die Welt aus dem interesselosen und damit vom Willen befreiten Blickwinkel des Künstlers anschauen. Wobei der flötenspielende Philosoph gerade in der Musik ein Instrument der Erlösung sah, weil wir in ihr nicht die Dinge, sondern den Willen selbst unmittelbar erleben, so dass wir uns als Willenssubjekt auflösen. Für diese Theorie spricht, dass die Suchtforschung keine Musikabhängigkeit im eigentlichen Sinne kennt. Es gibt wohl diverse arbeits- und drogensüchtige Musiker, doch das hat eher etwas mit dem Druck im Musikgeschäft und den narzisstischen und psychopathischen Zügen einiger Bühnenstars zu tun. Auch könnte man alle, die sich per Walkman, Smartphone, Radio oder Fernseher dauerbeschallen lassen, als geräuschsüchtig bezeichnen, weil sie die Stille an sich nicht mehr ertragen können. Musik selbst hingegen birgt offenbar kein Suchtpotential.

Weitere Möglichkeiten zur Erlösung vom Willen bestehen laut Schopenhauer in Entsagung und Mitleid. Entsagung, um die Kraft des Willens zu brechen. Mitleid, um durch die Anteilnahme am Leiden anderer das eigene, subjektive Leiden zu überwinden. Der amerikanisch-ungarische Psychologe Mihály Csíkszentmihályi würde wohl auch den Flow, das Gefühl der völligen Vertiefung und des Aufgehens in einer Tätigkeit, als ein Vehikel zum Auflösen des Willens ins Spiel bringen. Denn wenn wir uns in eine Aktion versenken, gerät das Ziel unseres Tuns in den Hinter- und das Tun selbst in den Vordergrund. Oder um es in der Sprache Schopenhauers zu sagen: Der Wille erlischt, weil es keinen Zweck mehr gibt, auf den er sich ausrichten könnte. Wer schon einmal beim Wandern, beim Bergsteigen, beim Malen eines Bildes oder bei der Gartenarbeit alles um sich herum und auch die Zeit vergessen hat, wird dies sicherlich bestätigen können.

Es existieren also diverse Optionen, um den Willen und das aus ihm schöpfende Leiden versiegen zu lassen. Wir können sogar eine weitere, überraschende Option ins Rennen schicken, die Schopenhauer noch nicht erahnen konnte – und damit schließt sich in diesem Buch der Kreis.

Das Nirwana des Locked-in

Wenn es überhaupt eine Wesensbeschreibung für das Gehirn gibt, dann ist es die: Es will einen Effekt, und der Effekt erzeugt den Willen. Doch was ist, wenn es keine Möglichkeit mehr gibt, einen Effekt zu erzielen? Wenn kein Zugriff mehr auf die Muskeln und anderen Organe besteht, um noch irgendetwas in Gang zu setzen, so wie es bei Locked-in-Patienten der Fall ist?

Die meisten Menschen stellen sich das Eingeschlossensein im Körper als Katastrophe vor, an der man nur verzweifeln kann. Der Grund: Wir sind wollende Wesen, und deswegen können wir uns das Schicksal eines Locked-ins nicht anders vorstellen. Wir sehen den vollständig gelähmten Patienten beatmet in seinem Bett liegen und haben Mitleid mit ihm und Angst vor dem Zustand, in dem er sich befindet, weil er rein gar nichts mehr von dem tun kann, was ein Mensch normalerweise tut. Er kann nicht mehr essen und trinken, nicht mehr sprechen und nicht einmal mehr atmen. Will er seinen Arm oder auch nur seinen Finger bewegen, klappt das nicht, alles ist wie tot. Das klingt wie ein Horrorfilm, und in der Tat: Wer etwas tun will, aber es plötzlich nicht mehr kann, leidet anfänglich zweifellos schwerste Qualen. Wacht ein Motorradfahrer nach einem Unfall auf, von den Schultern abwärts gelähmt, ist er zunächst fassungslos und entsetzt. Doch das liegt daran, dass er noch wenige Augenblicke vorher bewegungsfähig war, sich also noch nicht an seine Lähmung gewöhnt hat und mit der *Hoffnung* (sprich: dem Willen) lebt, seine motorischen Fähigkeiten zurückzugewinnen.

Aber was ist mit einem Menschen, der sich mit seinem Zustand versöhnt und jegliche Hoffnung verloren hat, dass sich daran jemals etwas ändern wird? Genau das ist nämlich bei vielen Locked-in-Patienten der Fall: Sie rebellieren mit der Zeit nicht mehr, sondern gewöhnen sich an ihre Lähmung und akzeptieren, dass sie höchstwahrscheinlich nie wieder genesen werden. Sie sind im wahrsten Sinne des Wortes hoffnungslos, ohne Hoffnung, und dieser Zustand kann, so sagt auch schon der Zen-Buddhismus, »ein Leben voller Frieden, Freude und Mitgefühl« bedeuten.

Man weiß aus Laborversuchen,[19] dass niedere Lebewesen ihre Aktivitäten einstellen, wenn sie keinen Effekt mehr erzielen. Egal, wie sehr man sie auch reizt, sie reagieren nicht mehr. Ihr Wille, irgendetwas zu tun, erlischt, obwohl sie physiologisch noch genug Energie dazu hätten. Und das ist bei dem komplexen neuronalen Gebilde des Gehirns nicht anders. Was ja auch aus Sicht der Evolution nur sinnvoll ist: Warum noch Kraft und Energieressourcen vergeuden, wenn es nichts mehr zu holen gibt? In der Natur gilt die Regel: Investition muss sich lohnen – und wenn man nichts mehr bewirken kann, spart man lieber die Kräfte und verzichtet auf Investitionen. Diese Tendenz fanden wir auch bei unseren Locked-in-Patienten, wir mussten diverse »Überredungskünste« und technische Finessen anwenden, um sie aus ihrer Inaktivität zu wecken und mit ihnen zu kommunizieren. Doch waren sie deswegen unglücklich?

Wir fanden in ihren Gehirnaktivitäten zwar kaum noch Hinweise auf ein Wollen, aber wir fanden auch keine Hinweise darauf, dass sie sich elend und verzweifelt fühlten. Vom Entzug, wie er nicht nur typisch für süchtige, sondern für alle leidenschaftlich wollenden Menschen ist, bemerkten wir nichts. Und es erinnerte auch nichts an das Gehirn eines Depressiven, der in seinem Handeln keinen Sinn mehr sieht, weil er stets Negatives erwartet und darunter leidet. Der Grund: Ein Locked-in-Patient leidet nicht, weil er nicht nur jede Handlungsmöglichkeit, sondern auch die Erwartung des Negativen verloren hat.

Wenn es uns gelang, mit Locked-in-Patienten in Kontakt zu treten, zeigten sie sich zufriedener als der Durchschnitt der gesunden Bevölkerung. Doch in dem Moment konnten sie ja auch kommunizieren, weswegen man diesen Befund nicht zu hoch hängen und nicht auf jene Patienten übertragen sollte, die völlig isoliert bleiben. Aber es spricht vieles dafür, dass sich Locked-in-Patienten auf ihre spezielle Weise im Zustand jener Willenlosigkeit befinden, den Schopenhauer und auch der Buddhismus als Erlösung von den Drangsalen des Lebens ausgerufen haben: frei vom Gefühl des Getriebenseins und frei vom Gefühl des Entzugs. *Was* in diesen Menschen letztendlich vorgeht, wissen wir nicht. Vielleicht sind es Tagträumereien, wie wir sie bei einer langen Zugfahrt erleben, wenn uns der Fahrer und die Schienen das zielgerichtete Bewegen abnehmen. Vielleicht sind es auch jene Gedanken, die erfahrenen Yogis durch den Kopf gehen, wenn sie die tiefe Versenkung gefunden haben. Es wäre interessant, die Hirnaktivitäten eines Meditierenden mit denen eines Locked-in-Patienten zu vergleichen.

Wir bewegen uns hier noch auf dem Wege der Spekulation, denn bislang können wir die willenlose Glückseligkeit der kompletten Locked-ins nicht beweisen. Und vielleicht ist das auch gut so, denn sonst könnte man auf die Idee kommen, sich absichtlich in diesen Zustand zu versetzen. Aber unsere in diesem Buch geschilderten Befunde reichen aus, um uns vorsichtiger werden zu lassen. Sie zeigen, dass wir aus der Blickrichtung eines wollenden Wesens nicht über das Glück oder Unglück eines Menschen urteilen sollten, der nicht mehr wollen kann. Der Ruf nach dem »Abschalten«, nach dem »selbstbestimmten Abschied, wenn es soweit ist«, und nach der Verbindlichkeit von Patientenverfügungen, die im Zustand des ausdrücklichen Wollens unterschrieben wurden, ist lediglich ein Ausdruck von mangelnder Vorstellungskraft. Denn wir können nicht sicher ausschließen, dass selbst komplett eingeschlossene und schwerstgeschädigte Menschen noch zu ihrem Glück finden. Es spricht eher vieles dafür als dagegen. Denn das Gehirn kann alles – auch das Nichts.

Literaturhinweise

Birbaumer, Niels und Schmidt, Robert F., *Biologische Psychologie*, Heidelberg 2011.

Birbaumer, Niels u. a., »Learned regulation of brain metabolism«, *Cognitive Science*, 2013; 17(6).

Birbaumer, Niels u. a., »A spelling device for the paralysed«, *Nature*, 1999; 398(3).

Carlson, Neil R., *Physiologische Psychologie*, München 2004.

Dworkin, Barry R., *Learning and Physiological Regulation*, Chicago 1993.

Gazzaniga, Michael (Hg.), *The Cognitive Neurosciences*, Hongkong 2008.

Hare, Robert D., *Gewissenlos. Die Psychopathen unter uns*, Wien/New York 2005.

Hohl, Ludwig, *Die Notizen oder Von der unvoreiligen Versöhnung*, Berlin 1984.

John, Erwin Roy, *Mechanisms of Memory*, New York 1967.

Schopenhauer, Arthur, *Die Welt als Wille und Vorstellung* (1819), Köln 2009.

Slater, Lauren, *Von Menschen und Ratten. Die berühmten Experimente der Psychologie*, Weinheim 2013.

Zeier, Hans (Hg.), *Pawlow und die Folgen: Von der klassischen Konditionierung bis zur Verhaltenstherapie. Die Psychologie des 20. Jahrhunderts*, Reinbek 1987.

Anmerkungen

1 Maguire, Eleanor A. u. a., »London taxi drivers and bus drivers: a structural MRI and neuropsychological analysis«, *Hippocampus*, 2006; 16(12).

2 Birbaumer, Niels und Schmidt, Robert F., *Biologische Psychologie*, Heidelberg 2011: 614 f.

3 Zeanah, Charles H. u. a., »The Bucharest Early Intervention Project: case study in the ethics of mental health research«, *Journal of Nervous and Mental Disease*, März 2012; 200(3), doi: 10.1097/NMD.0b013e318247d275.

4 Narita, Kosuke u. a., »Relationship of parental bonding styles with gray matter volume of dorsolateral prefrontal cortex in young adults«, *Progress in Neuro-Psychopharmacology & Biological Psychiatry*, Mai 2010; 34(4), doi: 10.1016/j.pnpbp. 2010.02.025.

5 Boyke, Janina u. a., »Training-Induced Brain Structure Changes in the Elderly«, *The Journal of Neuroscience*, Juli 2008; 28(28), doi: 10.1523/JNEUROSCI.0742–08.2008.

6 Bouchard, Thomas J., Jr., »Genetic Influence on Human Intelligence«, *Annals of Human Biology*, 2009; 36(5), doi: 10.1080/03014460903103939.

7 Kotchoubey, Boris u. a., »Apallic syndrome is not apallic: Is vegetative state vegetative?«, *Neuropsychological Rehabilitation*, 2005; 15(3/4).

8 Miller, Neal E., »Learning of visceral and glandular responses«, *Science*, Januar 1969; 163(3866).

9 Näheres ist unter http://csea.phhp.ufl.edu/Media.html zu finden, einer Homepage der University of Florida.

10 Ramos-Murguialday, Ander u. a., »Brain-machine interface in

chronic stroke rehabilitation«, *Annals of Neurology*, Juli 2013; 74(1), doi: 10.1002/ana.23879.

11 Muckli, Lars u. a., »Bilateral visual field maps in a patient with only one hemisphere«, *Proceedings of the National Academy of Sciences*, Juli 2009; 106(31), doi: 10.1073/pnas.0809688106.

12 Feuillet, Lionel u. a., »Brain of a white-collar worker«, *The Lancet*, Juli 2007; (370), doi:10.1016/S0140–6736(07)61127–1.

13 Angell, Marcia, »The epidemic of mental illness: Why?«, *The New York Review of Books*, 23. Juni 2011.

14 Sherwood, Chet C. u. a., »Aging of the cerebral cortex differs between humans and chimpanzees«, *Proceedings of the National Academy of Sciences*, Juli 2011, doi: 10.1073/pnas.1016709108.

15 Prüss, Harald u. a., »IgA NMDA receptor antibodies are markers of synaptic immunity in slow cognitive impairment«, *Neurology*, April 2012; 78(22), doi: 10.1212/WNL.0b013e318258300d.

16 Simmons-Stern, Nicholas R. u. a., »Music as a memory enhancer in patients with Alzheimer's disease«, *Neuropsychologia*, August 2010; 48(10), doi: 10.1016/j.neuropsychologia.2010.04.033.

17 Subramanian, Leena u. a., »Real-time functional magnetic resonance imaging neurofeedback for treatment of Parkinson's disease«, *Journal of Neuroscience*, November 2011; 31(45), doi: 10.1523/JNEUROSCI.3498–11.2011.

18 Slagter, Heleen A. u.a., »Mental training affects distribution of limited brain resources«, *PLOS Biology*, Mai 2007; 5(6), doi: 10.1371/journal.pbio.0050138.

19 Koralek, Aaron C. u. a., »Corticostriatal plasticity is necessary for learning intentional neuroprosthetic skills«, *Nature*, März 2012; 483(7389), doi: 10.1038/nature10845.

Register

Trotz intensiver Bemühungen war es nicht möglich, alle Rechteinhaber der Abbildungen zu ermitteln. Wir bitten diese, sich gegebenenfalls an den Verlag zu wenden.

Danksagung

Die meisten in diesem Buch berichteten Forschungsarbeiten aus dem Tuebinger Laboratorium von Prof. Birbaumer – soweit sie in wissenschaftlichen Fachzeitschriften veröffentlicht sind – wurden von der Deutschen Forschungsgemeinschaft (DFG) gefördert. Dafür sei der DFG und ihren kompetenten Sacharbeitern gedankt, besonders Frau Dr. Anne Brüggemann, Frau Dr. Theodora Hogenkamp, Dr. Manfred Niessen und Dr. Manfred Zimmermann.